beck'sche reihe

W0393553

bsr

Viele Menschen nehmen regelmäßig Medikamente ein, die beruhigend, angstlösend, gegen Schmerzen, emotional entspannend oder gegen Schlafstörungen wirken. Hier ist die Hemmschwelle besonders niedrig, auch wenn viele dieser Substanzen tatsächlich abhängig machen. Ganz anders dagegen die Situation bei den Psychopharmaka: Hier ist die Rate der Ablehnung besonders hoch. Häufig ist die Meinung zu hören, dass psychisch Kranke «mit der chemischen Keule ruhiggestellt» werden. Aber auch die Kranken selbst oder deren Angehörige haben große Bedenken: Werden sie von diesen Substanzen abhängig, oder verändert sich dadurch ihre Persönlichkeit? Und ist die Wirksamkeit von Psychopharmaka überhaupt belegt?

Brigitta Bondys Buch leistet Aufklärungsarbeit. Sie stellt die großen Gruppen von Psychopharmaka wie Antidepressiva, Antipsychotika und beruhigende bzw. angstlösende Medikamente vor und informiert über die neuesten Erkenntnisse hinsichtlich ihrer Wirkmechanismen. Sie arbeitet die Ziele der Psychopharmaka-Therapie heraus, geht aber auch auf die damit verbundenen Probleme ein: Was wollen wir erreichen, welche Nebenwirkungen müssen wir in Kauf nehmen? Schließlich bezieht ihr Buch kritisch Stellung zum Einsatz von Psychopharmaka in unterschiedlichen Bereichen der Medizin, etwa der Schmerztherapie oder der Gerontologie.

Brigitta Bondy, Dr. med., ist Professorin an der Psychiatrischen Klinik der Ludwig-Maximilians-Universität München. Sie forscht über die Wirkweisen antidepressiver Arzneistoffe auf genetischer Ebene sowie den Zusammenhang von Depression und kardiovaskulären Erkrankungen. In der Beck'schen Reihe sind von ihr erschienen: *Was ist Schizophrenie? Ursachen, Verlauf, Behandlung* ([4]2008) und *Wenn die Depression das Herz bricht. Seelische Störungen und Herz-Kreislauf-Erkrankungen* (2008).

Brigitta Bondy

Psycho
PHARMAKA

Kleine Helfer
oder
chemische Keule?

Verlag C. H. Beck

Originalausgabe

© Verlag C. H. Beck oHG, München 2010
Gesetzt aus der Proforma im Verlag
Druck u. Bindung: Druckerei C. H. Beck, Nördlingen
Umschlaggestaltung: malsyteufel, willich
Umschlagabbildung: © malsyteufel, willich
Printed in Germany
ISBN 978 3 406 59980 4

www.beck.de

Inhalt

EINLEITUNG

Psychopharmaka haben einen schlechten Ruf. Keine Gruppe von Medikamenten beschäftigt die Öffentlichkeit so sehr im negativen Sinne wie die Substanzen, welche die Psyche und damit Verhalten und Emotionen beeinflussen. Dagegen wird nur selten ein ernsthafter Gedanke an die regelmäßige Einnahme von Mitteln gegen Bluthochdruck oder erhöhten Blutzucker verschwendet. Auch der Gebrauch von Schmerzmitteln ist geradezu beängstigend hoch, obwohl hinreichend bekannt ist, dass diese gravierende negative Effekte haben. Dieses eine Mal mehr wird schon nicht schaden, es erhöht die Lebensqualität.

Die Verordnung von Arzneimitteln zur Behandlung psychischer Störungen nimmt in der Rangfolge aller Indikationsgruppen mittlerweile den zweiten Platz hinter Schmerzmitteln und Substanzen zur Behandlung von Rheumaerkrankungen ein.[1] Diese breite therapeutische Anwendung geht allerdings nicht auf die alleinige Verordnung der Psychiatrie zurück, sondern wird von nahezu allen Fachrichtungen der Medizin vorgenommen.[2] Dem gegenüber steht die zurückhaltende bis ablehnende Haltung sowohl der Konsumenten als auch der Presse. Aber nicht nur Journalisten, auch Strömungen innerhalb der Medizin propagieren ein vermeintlich menschlicheres Gesundheitssystem als Gegenmodell zu einer «repressiven Medizin». Die Skepsis scheint vor allem dadurch begründet zu sein, dass «chemisch» induzierte Veränderungen der unmittelbaren subjektiven Erlebniswelt häufig als Bedrohung der Individualität aufgefasst werden.

Viele Menschen, gerade auch solche, die nicht betroffen sind, sind überzeugt davon, dass psychisch Kranke «mit der chemischen Keule» ruhiggestellt, in die «chemische Zwangsjacke» gesteckt werden, vor sich «hindämmern» und mit Psychopharmaka nur «gefügig» gemacht werden. Die zahlreichen negativen Schlagzeilen der Medien – zum Beispiel: «Psychopillen für Kinder und Krieger» *(Focus)* oder «Alternativen zu Senioren im Drogenrausch» (hr-online) – unterstützen und bestätigen noch die Meinung, dass Psychopharmaka wahllos verteilt werden. Die geringen Kenntnisse darüber, wie tief psychische Krankheiten in das Leben der Patienten eingreifen und dieses zum Negativen verändern, aber auch darüber, welche Möglichkeiten eine Therapie mit Psychopharmaka für diese Patienten eröffnet, erhöhen die Unsicherheit. Was bleibt, ist das negative Image.

Als weiteres Argument wird oft angeführt, dass diese Medikamente die psychischen Erkrankungen nicht heilen können und «nur symptomatisch» wirken. Es ist richtig, psychiatrische Erkrankungen können nicht «geheilt» werden. Doch Psychopharmaka regulieren sozusagen den «entgleisten Stoffwechsel» der Botenstoffe und ermöglichen so eine Wiederherstellung oder Verbesserung vieler Gehirnfunktionen wie der Emotionen oder kognitiven Fähigkeiten. Übrigens «heilt» die Mehrzahl der somatischen Medikamente ebenfalls nicht, sondern greift modulierend in Fehlfunktionen ein. Diese Medikamente wirken somit ebenfalls symptomatisch und erreichen «normale Funktionen» nur, solange sie eingenommen werden.

Zur weiteren Verunsicherung tragen auch immer wieder große Studien, sogenannte Metaanalysen, bei. Mit dem Ziel, nun endlich «die Wahrheit» über die Wirksamkeit oder Unwirksamkeit einzelner Psychopharmaka festzulegen, werden unterschiedliche Studien zusammengefasst und statistisch neu bewertet. Vor allem die negativen Ergebnisse solcher Studien werden gerne von den Medien aufgegriffen, scheinen sie doch die Vorbehalte gegen Psychopharmaka zu bestätigen («Entzauberte Glückspillen», titelte etwa die *Süddeutsche Zeitung*). Diese

Berichte setzen sich bei den Patienten und in der Bevölkerung fest, doch über die nachfolgende wissenschaftliche Auseinandersetzung mit dem Thema und den betreffenden Studien, über die Kritikpunkte und die häufig vorgenommenen neuen Bewertungen wird dann nicht mehr berichtet. Somit bleibt der negative Eindruck haften. Vor diesem Hintergrund fragen sich natürlich die Betroffenen, ob sie denn die Medikamente noch einnehmen sollen. Wäre es nicht besser, sich auf psychotherapeutische Behandlungsverfahren zu verlassen? Oder gibt es vielleicht eine weitere Alternative, wie rein pflanzliche Mittel?

Es ist ein schwer zu verstehendes Paradoxon, dass parallel zu dieser ablehnenden Haltung gegenüber Antidepressiva und Antipsychotika (um diese beiden Gruppen geht es üblicherweise, wenn von «Psychopharmaka» gesprochen wird) der Konsum von psychotropen Medikamenten erheblich zunimmt. Immer mehr Menschen greifen regelmäßig zu Medikamenten, die beruhigen, «emotional entspannen» oder gegen Schlafstörungen wirken. Der übermäßige Konsum dieser «kleinen Helfer» ist seit Langem bekannt und führt häufig dazu, dass primär psychisch gesunde Menschen zu Entgiftungs- bzw. Entziehungskuren stationär in psychiatrische Kliniken aufgenommen werden müssen; denn viele dieser Substanzen machen abhängig.

In den letzten Jahren zeigte sich eine neue Entwicklung: «Machen Pillen glücklich? Psychopharmaka zählen zu den meistverordneten Medikamenten», schrieb etwa *Der Spiegel*. Es lässt sich beobachten, dass ein bemerkenswert hoher Anteil der gesunden (!) Bevölkerung regelmäßig Medikamente einnimmt, um dem Leistungsdruck standzuhalten, um länger wach und aufmerksam zu bleiben, stets gut gelaunt zu sein oder um nach den beruflichen Herausforderungen die Freizeit ohne lästige Müdigkeit genießen zu können. Schlagworte wie «smart drugs», «boosters» oder «lifesytle drugs» sind sehr suggestive Wortschöpfungen, die direkt der Drogenszene entlehnt sein könnten. Allerdings verbergen sich dahinter oft genau jene Medikamente, deren Einnahme man eigentlich ablehnt, denn es handelt sich um «Psychopharmaka». Also genau um die Medikamente, welche in die Steuerung von Emotionen, Konzentration und intellektuellen Fähigkeiten eingreifen. Doch so werden sie nicht gesehen, es sind «kleine Helfer», die den Alltag erleichtern. Wer möchte schon müde und dumm sein, wenn alle anderen fit und klug sind?

Gerade diese Diskrepanz in der Wahrnehmung, der einerseits sorglose Umgang und nahezu hemmungslose Konsum von Psychopharmaka und andererseits die ablehnende Haltung, machen es zunehmend schwierig, psychisch Kranke einer effektiven Therapie zuzuführen. Die weitverbreitete Meinung, dass die Behandlung sich darin erschöpft, «Pillen zu verschreiben», entspricht nicht der Realität. Jede psychiatrische Behandlung besteht in einem Gesamtkonzept, innerhalb dessen die medikamentöse Therapie nur einen Teil darstellt und unterschiedliche Formen von Psychotherapie unverzichtbar sind. Vielen Depressiven, Schizophrenen oder Angstkranken ist es häufig gar nicht möglich, ohne Medikamente eine Therapie zu beginnen. Durch die Medikation werden die Kranken zunächst so weit stabilisiert, dass sie in der Lage sind, auch psychotherapeutisch behandelt zu werden.

Sicher, Psychopharmaka sind sehr effektive Medikamente und greifen tief in die Funktionen des Gehirns und damit in die Psyche ein. Sie haben nicht nur die gewünschten Effekte, sondern wie alle wirksamen Medikamente auch zahlreiche Nebenwirkungen und Risiken. Dennoch sollten sie, wie andere Medikamente auch, sachlich beurteilt und ihrem primären Ziel gemäß verstanden werden: die Lebensqualität psychisch kranker Menschen zu verbessern. Es sind dieselben Medikamente, die einerseits verteufelt und als chemische Keule abqualifiziert und anderseits als Helfer oder Booster wahllos konsumiert werden. Ein vernünftiger Umgang mit diesen Medikamenten kann nur gelingen, wenn sich die Menschen sowohl über die psychiatrischen Erkrankungen als auch über die Psychopharmaka informieren.

Historische Entwicklung der Behandlung psychischer Störungen

Psychische Störungen waren bereits in der Antike bekannt und wurden ursächlich mit einer Störung im Fließgleichgewicht der «Vier Säfte» (Blut, Schleim, gelbe und schwarze Galle) in Beziehung gesetzt. Da die Ursache der Erkrankungen als körperlich angesehen wurde und die Reinigung der vier Körpersäfte im Vordergrund des therapeutischen Bemühens stand, sollten unterschiedliche Anwendungen wie Massagen, Aderlässe, Diäten, Schröpfen oder Ölumschläge am Kopf den Kranken helfen. Aber auch die psychische Beeinflussung wurde bereits im ersten Jahrhundert nach Christus versucht; berichtet wurde von «heilsamen Gesprächen», um die Aktivität des Gehirns zu fördern. Man hoffte, damit eine Besserung (Normalisierung) des Erlebens und Verhaltens herbeizuführen.[3]

Vor allem im Mittelalter wurden Menschen mit psychischen Erkrankungen als von bösen Geistern Besessene betrachtet. Sie wurden gedemütigt, eingesperrt oder als «Hexen» oder «vom Teufel Besessene» bezeichnet. Meist vegetierten sie in Kerkern vor sich hin und wurden mit glühenden Eisen, Drehmaschinen, Streckbänken oder anderen damals üblichen Geräten gefoltert und durch diese Behandlung häufig auch getötet. Im späteren Mittelalter gründeten Kirchen und Ordensgemeinschaften spezielle Spitäler, in denen neben Bettlern auch psychisch Kranke Obdach fanden. Allerdings wurden dort meistens nur «harmlose Irre» aufgenommen. Die «tobenden» Geisteskranken wurden vor den Toren der Stadt ausgesetzt, ins Stadttor oder in kleine Käfige oder Kisten gesperrt, oder sie landeten auf dem Scheiterhaufen. Die Kranken wurden gefesselt und zur Rettung ihrer Seele mit Gebeten überhäuft. Die Heilung der Krankheit stand damals nicht im Vordergrund.[3]

Mit dem Aufkommen der Wissenschaften und der Fürsorge zwischen dem 15. und 17. Jahrhundert fühlten sich die freien Reichsstädte dazu verpflichtet, die psychisch Kranken zu versorgen. Sie wurden in Domspitälern oder Klöstern untergebracht und nach den Grundsätzen «Ruhe, Gebet und Demut» behandelt. Das spärlich vorhandene Personal war überwiegend dazu ausgebildet, die Patienten zu «disziplinieren». Dem französischen Arzt Philippe Pinel (1745–1826) wird eine wichtige Rolle zugesprochen bei der Befreiung der Geisteskranken von den Ketten (allerdings im teilweisen Austausch gegen die Zwangsjacke), der Einführung grundlegender Menschenrechte in den Anstalten sowie der Einführung von Zuwendung und Geduld als Bestandteilen der Behandlung. Trotzdem gehörten weit bis ins 20. Jahrhundert kalte Bäder und Zwangsjacken weiter zur Routinebehandlung.

In Deutschland hießen die Vorläufer heutiger psychiatrischer Kliniken noch nach dort angewandten Methoden «Zucht- und Tollhäuser». Schläge, Sturzbäder mit kaltem Wasser, Zwangsstehen und ähnliche disziplinarische Maßnahmen waren an der Tagesordnung. Auf der Grundlage von Pinels Werk gründete Wilhelm Griesinger (1817–1868) die deutsche Universitätspsychiatrie, die damals auch international führend war. In seinem 1845 erschienenen Werk *Die Pathologie und Therapie der psychischen Krankheiten* unternahm er den Versuch, die medizinischen Grundlagen der Psychiatrie darzustellen und Geisteskrankheiten als Gehirnerkrankungen zu verstehen. Allerdings konnte auch er die Abschaffung der Zwangsmittel nur sehr begrenzt durchsetzen und erfuhr großen Widerstand in der deutschen Psychiatrie.[4] Die von ihm ausgelöste Liberalisierung wurde im Ersten Weltkrieg, in dem viele Anstaltsinsassen durch den Mangel an Nahrungsmitteln verhungerten, wieder zunichtegemacht.

In der pharmakologischen Behandlung psychischer Störungen wies die abendländische Medizin von der Antike bis zur Mitte des 19. Jahrhunderts eine erstaunlich hohe Kontinuität auf. Die Wirkungen von Alkohol oder ähnlichen Rauschmitteln, vor allem die halluzinogenen Effekte von Pilzen und anderer zahlreicher psychotroper Drogen wie Haschisch oder Kokain, wurden immer wieder beschrieben und gezielt eingesetzt. Noch Emil Kraepelin, der Wegbereiter der modernen Psychiatrie, sowohl was die Entstehung seelischer Erkrankungen als auch was ihre Diagnostik und Behandlungsmöglichkeiten anbelangte, beschäftigte sich Ende des 19. Jahrhunderts damit, auf welche Weise unterschiedliche Substanzen wie Tee, Kaffee und Morphin einfache psychische Vorgänge beeinflussen.

Noch im 19. Jahrhundert wurden neben «Giftgetränken» wie Tollkirsche oder Fingerhut auch Heilkräuter wie Kümmel, Salbei, Lavendel verabreicht. Es dominierten vor allem Substanzen, welche die Patienten, auf welche Weise auch immer, ruhigstellen sollten. Das Ziel war, Zustände starker Erregung, wie sie bei psychotischen Patienten häufig waren, oder Aggressionen zu beherrschen, um die Kranken nicht ständig einsperren zu müssen. Noch Ende des 18. Jahrhunderts stellten psychiatrische Krankenhäuser eher eine Verwahrungsanstalt dar, in denen die Patienten in einer Art Dämmerzustand dahinvegetierten.

Verabreicht wurden sedierende Pflanzenextrakte, wie *Rauwolfia serpentina*, das aus der indischen Heilkunst Eingang in die westliche Medizin gefunden hat. Aber auch drastische Methoden wurden angewandt, wie die Verabreichung von Brechwurz oder Nieswurz, nach deren Applikation die Patienten schlichtweg körperlich erschöpft waren. Von der sanften Wirkung bis zur brachialen Gewalt wurde alles versucht, um den Kranken zu helfen, doch der Erfolg war kläglich.

Zu den ältesten therapeutischen Gepflogenheiten gehört die Anwendung von Opium zur Behandlung von Depressionen und Schlafstörungen. Ein Beleg für den Einsatz von Opium in der

Antike ist in Homers *Odyssee* die Erwähnung von «Nepenthes», einem Opiumtrunk, zur Beeinflussung von Kummer und Groll. Die Opiumtherapie wurde als gängige Methode anerkannt und häufig über viele Wochen als sogenannte Opiumkur angewendet. Noch in den Lehrbüchern zu Beginn des 20. Jahrhunderts wurde sie zur Behandlung von Melancholie empfohlen. Von der durch Opium induzierten Euphorie und der damit einhergehenden Senkung der Schmerzschwelle versprach man sich eine positive Beeinflussung der Dysphorie. So hieß es noch 1926 in der *Klinischen Wochenschrift* in einem Beitrag von Ferdinand Kehrer, dass Opium und Brom «immer noch zu den unersetzlichen Heilmitteln des Nerven- und Seelenarztes gehören».[5] Allerdings hat bereits Kehrer auf erhebliche Widerstände vonseiten der Patienten hingewiesen, eine wochen- oder monatelange Einnahme zu akzeptieren. Er klassifizierte diese Widerstände als psychologischer Natur, die in der Erkrankung der Patienten begründet seien. Aber er verwies damals schon auf «Vorurteile aufgrund populärer Voreingenommenheit», Furcht vor «Vergiftung, unangenehmen Begleiterscheinungen oder Nachwirkungen». Obwohl die Meinung vorherrschte, dass trotz monatelanger Anwendung die Patienten keine Abhängigkeit entwickelten, zeigte sich, dass sie zumindest bei höheren Dosen allmählich der Sucht verfielen.

Im zu Ende gehenden 19. und zu Beginn des 20. Jahrhunderts wurden weitere Behandlungsmethoden eingeführt, um eine Umstellung der psychischen Krankheiten zu erzwingen. Dazu gehörte die Malariatherapie (Julius Wagner-Jauregg, 1917) zur Behandlung von Wahnkranken. Durch Injektion von Malaria-, Typhus- oder Tuberkuloseimpfstoffen wurde künstlich hohes Fieber erzeugt, das meist zu zerebralen Krampfanfällen führte. Dies war ein gewünschter Effekt, da er in vielen Fällen die schweren Erregungszustände reduzierte. Auch die von Jakob Klaesi 1921 eingeführte «Schlafkur», eine künstliche, mit Barbituraten eingeleitete Dauernarkose über Tage hinweg, galt als spezielle Behandlung der Schizophrenie.

Ausgerechnet während der Zeit des Nationalsozialismus, in der Tausende von psychisch Kranken eugenischen Bestrebungen zum Opfer fielen, wurden neue, spezifischere Behandlungsverfahren erprobt. Manfred Joshua Sakel führte 1933 die Insulinkomatherapie ein und versetzte die Patienten in ein durch Insulin herbeigeführtes Koma. Die Behandlung war empfohlen für Psychosen, Depressionen oder Drogensucht und wurde bis etwa 1955 angewendet. Durch die Verabreichung von Insulin wurde eine Unterzuckerung herbeigeführt und der Patient über Minuten in einem Koma gehalten. Der bei diesem Verfahren gelegentlich eintretende Krampfanfall war nicht unerwünscht, denn bis heute ist nicht geklärt, ob die Unterzuckerung oder der Krampfanfall den therapeutischen Effekt auslösten. Der Zustand wurde schließlich durch eine Injektion eines Gegenmittels beendet, das den Blutzuckerspiegel wieder auf normale Werte anstiegen ließ und den Patienten aus seiner Bewusstlosigkeit holte. Je öfter diese Behandlung wiederholt wurde, desto häufiger traten irreversible Schäden des Gehirns auf, es kam auch sehr häufig zu Todesfällen im Koma.[6]

Der ungarische Arzt Ladislas J. Meduna (1896–1964) hatte aufgrund klinischer Beobachtungen an Patienten und aufgrund der Ergebnisse neuropathologischer Studien einen Antagonismus zwischen der Schizophrenie und Epilepsie («Fallsucht» oder Krampfleiden) angenommen; demnach sollten die Symptome der Schizophrenen durch epileptische Anfälle deutlich vermindert werden. Ausgehend von dieser Theorie, führte Meduna 1933 Tierversuche mit Kampfer durch. Von Kampfer, einem Stoff aus der Naturheilkunde, war schon seit Längerem bekannt, dass seine Verabreichung zu epileptischen Anfällen führen konnte. Die erste Kampferinjektion, die einen Anfall bei einem schizophrenen Patienten auslöste, besserte schlagartig dessen Zustand. Da die Verabreichung von Kampfer mit teilweise qualvollen Angstzuständen, Übelkeit und Muskelschmerzen einherging, wurde stattdessen das synthetisch hergestellte Cardiazol verwendet. Der Zustand vieler Patienten besserte sich deutlich nach dieser Behandlung, vor allem wenn die psychische Störung erst kurz zuvor aufgetreten war. Auch bei der Verwendung von Cardiazol konnte es jedoch, wie bei der Anwendung von Kampfer, zu erheblichen unerwünschten Wirkungen kommen. Dennoch übernahmen viele psychiatrische Kliniken in Europa und Amerika in den folgenden Jahren diese pharmakologische Krampftherapie, bis sie schließlich von der Elektrokrampftherapie abgelöst wurde.[7]

Die Elektrokrampftherapie wurde 1937 von Ugo Cerletti und Lucio Bini eingeführt, nachdem sie den ihr zugrunde liegenden Effekt zufällig bei einem Unfall mit Strom entdeckt hatten. Zusammen mit der einige Jahre zuvor entwickelten Insulinkomabehandlung stellte sie die erste wirksame Therapiemaßnahme in der Behandlung schizophrener und depressiver Patienten dar.

Die Wirkung der Elektrokrampftherapie besteht in der Auslösung eines epileptischen Anfalls durch Anwendung von elektrischem Strom am Schädel. Oft wurde sie gemeinsam mit einer Insulinkrampftherapie durchgeführt, um die Effekte zu optimieren. Da diese Schocks bei vollem Bewusstsein und ohne Entspannung der Muskulatur durchgeführt wurden, hatten sie erhebliche seelische und körperliche Konsequenzen: eine schwere Traumatisierung der Patienten, häufig auch Zungenbiss oder Knochenbrüche.[7] Diese Bilder stehen heute noch vielen Menschen vor Augen, wenn sie mit dem Thema Elektrokrampftherapie konfrontiert werden. Bei schweren Depressionen, die lange Zeit nicht auf eine medikamentöse Behandlung ansprechen, wird diese Behandlung heute immer noch durchgeführt; allerdings unter gänzlich anderen Bedingungen als in der ersten Hälfte des 20. Jahrhunderts: in Vollnarkose und bei gleichzeitiger Verabreichung eines Mittels, das die Muskulatur entspannt.[2; 8]

Die Entwicklung moderner Psychopharmaka

Oskar Liebreich, ein Berliner Pharmakologe, präsentierte 1869 Chloralhydrat als Hypnotikum und Sedativum. Diese Substanz war nicht neu, sondern etwa dreißig Jahre zuvor von Justus Liebig synthetisiert worden. Liebreich ging von der Annahme aus, Chloralhydrat zerfalle im Blut zu Chloroform, das als Hypnotikum bereits bekannt war, und entfalte deshalb auch bei oraler Verabreichung sedierende und hypnotische (schlafähnlicher Zustand) Wirkungen. Die klinischen Erfolge schienen diese Hypothese zu bestätigen, und das Präparat setzte sich trotz seines widerwärtigen Geschmacks rasch durch. Schnell zeigten sich die positiven Veränderungen auf den «Tobabteilungen», die Patienten waren beruhigt, es kam kaum noch zu erheblichen Ausschreitungen, was damals ein wichtiges Kriterium war. Auch im Wissenschaftsbetrieb war eine ungewöhnliche Veröffentlichungstätigkeit über die erwünschten und unerwünschten Effekte dieser Substanz zu verzeichnen. Seit etwa 1880 überwog allerdings die Meinung, dass aufgrund des «schnell eintretenden heftigen Verlangens» insbesondere bei «hysterischen Frauen» von einer Therapie chronifizierter psychischer Störungen mit Chloralhydrat dringend abzuraten sei.[2]

Die Entwicklung der «modernen Psychopharmakologie» begann letztendlich im Jahr 1950 mit der zufälligen Entdeckung der antipsychotischen Wirkung von Chlorpromazin. Zur chemischen Gruppe dieser Substanz, eines Phenothiazins, gehören auch Farbstoffe wie Methylenblau, das erfolgreich zur Behandlung von Wurmbefall und gegen Malaria eingesetzt wurde. Bereits um 1900 hatte es vereinzelte klinische Berichte über die positiven, vor allem deutlich sedierenden Wirkungen von Methylenblau auf Patienten mit schweren Wahnsymptomen und Erregungszuständen gegeben; diese hatten jedoch kaum Beachtung gefunden. In der Suche nach einem geeigneten Mittel zur Behandlung von Allergien wurden auch Medikamente der Substanzgruppe der Phenothiazine erprobt. Aufgrund ihrer stark sedierenden Eigenschaften wurden sie zunächst zur Optimierung der Narkose hinzugezogen. Der französische Militärchirurg Henri Laborit forderte bei der Firma Rhône-Poulenc ein Phenothiazin mit starken zentralen, das heißt beruhigenden Eigenschaften an. Aus der nachfolgenden Synthese unterschiedlicher Substanzen aus der Gruppe der Phenothiazine ging Chlorpromazin hervor, bei dem starke antihistaminische (gegen die Histaminwirkung bei Allergien) und sedierende Effekte im Vordergrund standen. Wie bei so vielen bahnbrechenden Entdeckungen spielte nun der Zufall eine wichtige Rolle. Laborit berichtete den beiden Psychiatern Jean Delay und Pierre Deniker über die sedierende Wirkung von Chlorpromazin, und die beiden Psychiater erprobten die Substanz bei schizophrenen Patienten. Die Erfolge waren verblüffend. Es kam nicht nur zu einer deutlichen Verminderung von Erregungszuständen, auch die anderen Symptome der Psychose, wie Wahn und Halluzinationen, ließen sich damit behandeln. Bereits 1952 veröffentlichten Delay und Deniker die erste wissenschaftliche Abhandlung über die Effekte von Chlorpromazin bei schweren, chronischen Psychosen, und innerhalb weniger Jahre verdrängte Chlorpromazin alle bis dahin angewendeten Behandlungsverfahren.[2] Ein erster Schritt in Richtung medikamentöser Therapie war damit getan. Sie führte weg vom Verwahren der Patienten in chronischen Anstalten und ermöglichte vielen von ihnen ein sozial integriertes Leben.

Durch immer neue Veränderungen der chemischen Struktur, aber auch durch die gezielte Suche nach neuen Verbindungen wurden zahlreiche Nachahmerpräparate synthetisiert. Eines davon, das Imipramin, sollte bei Schizophreniekranken eingesetzt werden und wurde von dem Schweizer Psychiater Roland Kuhn bei unterschiedlichen psychiatrischen Patienten getestet. Sehr rasch stellte er fest, dass Imipramin zur Behandlung der Schizophrenie untauglich war, hingegen die Stimmung depressiver Patienten erheblich aufhellen und auch andere Symptome der Depression bessern konnte. Sowohl Imipramin als auch andere von dieser Substanz durch Veränderung der chemischen Struktur abgeleitete trizyklische Antidepressiva werden heute noch zur Behandlung depressiver Störungen angewendet.

Zahlreiche weitere Substanzen folgten, darunter etwa ab 1960 die Benzodiazepine, die heute als Schlaf- und Beruhigungsmittel weit verbreitet sind. In diesen Jahren wurde auch die rückfallprophylaktische Wirkung von Lithiumsalzen bei manisch-depressiven Erkrankungen bekannt. Alle wesentlichen Entdeckungen in der Psychopharmakotherapie vollzogen sich somit während eines Jahrzehnts.

Seit etwa fünfzig Jahren werden diese Substanzen sehr gezielt erforscht. Während der vergangenen beiden Jahrzehnte kam es zu einem neuen Entwicklungsschub, zunächst bei den Antidepressiva, zuletzt bei den Antipsychotika. Diese Phase ist noch nicht abgeschlossen.

Grundlagen der Wirkmechanismen der Psychopharmaka

Die Übertragung der Signale im Gehirn

Die Bausteine des Gehirns sind die Nervenzellen. Sie besitzen die gleichen Gene und sind nach denselben Prinzipien gebaut wie andere Körperzellen auch, doch weisen sie einige Besonderheiten auf. Jede Nervenzelle besteht aus dem Zellkörper, den Zellfortsätzen (Dendriten) und der Nervenfaser. Der Zellkörper enthält den Zellkern und den biochemischen Apparat für die Bildung von Enzymen und von anderen lebenswichtigen Substanzen. Die Dendriten sind dünne Fortsätze des Zellkörpers, mit denen die Nervenzelle ankommende Signale aufnimmt. Auch die Nervenfaser ist ein Ausläufer der Nervenzelle, nur erheblich länger als die Dendriten. Sie dient als Leitungsbahn für Signale, die zu den anderen Nervenzellen übertragen werden.

So ausgestattet, kann die Nervenzelle Botschaften von Tausenden von Nervenzellen empfangen und auf andere übertragen. Dabei treten die Zellfortsätze der Nervenzellen nicht durch direkten Kontakt miteinander in Beziehung, sondern durch die Wirkung chemischer Botenstoffe, der Neurotransmitter. Diese werden von den Nervenzellen selbst produziert und am Ende der Nervenfaser, wo diese sich zu einem kleinen Endknöpfchen verdicken, in Bläschen, den Vesikeln, gespeichert. Das Endknöpfchen der Nervenfaser und die Zellhaut (Membran) des an ihn angrenzenden Dendriten bilden gemeinsam die Synapse. Die beiden Nervenzellen, die sich in der Synapse treffen, haben keinen direkten Kontakt, sondern sind durch einen dünnen Zwischenraum, den synaptischen Spalt, voneinander getrennt.

Die Mehrheit des Gehirngewebes wird nicht von den Nervenzellen und deren Fortsätzen gebildet, sondern von Stützgewebe, den Gliazellen. Sie füllen den Raum zwischen den Nervenzellen und ihren Fortsätzen aus, stützen das zarte Netzwerk und sind wichtig für die Ernährung der äußerst anfälligen Nervenzellen. Gliazellen sorgen für den reibungslosen Ablauf des normalen Stoffwechsels, indem sie die ständig anfallenden Stoffwechselschlacken und Abbauprodukte von Nervenzellen über die Blutgefäße abtransportieren lassen. Gliazellen haben aber nicht nur die Funktion als «Hausmeister des Gehirns», sie greifen selbst modulierend in die Funktion der Nervenzellen ein und sind auch bei der Übertragung von Signalen von Bedeutung.

Nervenzellen haben auch eine weitere Besonderheit: Anders als die meisten Körperzellen können sie sich nach Abschluss der embryonalen Entwicklung nicht mehr teilen. Das bedeutet, dass der bis zur Geburt gebildete Vorrat an Nervenzellen ein Leben lang reichen muss. Zwar ist das Gehirn mit ausgezeichneten Reparaturmechanismen ausgestattet, welche kleine Schäden ausgleichen können, doch die Wirkung größerer Giftmengen, darunter auch die des Alkohols, lassen sich meistens nicht mehr reparieren. Zum Glück ist der Vorrat an Nervenzellen so groß, dass beim Untergang einiger Zellen noch keine wesentlichen Funktionsstörungen auftreten. Erst wenn ein gewisses Maß überschritten ist, werden Veränderungen offensichtlich, beispielsweise Vergesslichkeit oder psychische Auffälligkeiten.

Die Informationsausbreitung von einer Nervenzelle zur nächsten geschieht an den Synapsen. Beim Eintreffen eines Signals entlassen einige Vesikel spezifische Botenstoffe (Neurotransmitter) in den schmalen Spalt zwischen der Membran der Endknöpfchen und der Membran des angrenzenden Dendriten, den synaptischen Spalt. Die Moleküle passieren den mit Flüssigkeit gefüllten schmalen Spalt und werden von Rezeptoren, speziell für jeden Botenstoff gebauten Eiweißstrukturen, gebunden. Dabei ändert sich die Struktur des Rezeptors, und diese Änderung führt zu weiteren Reaktionen in der benachbarten Nervenzelle. So wird die Information von einer Nervenzelle zur nächsten weitergeleitet. Da jede Nervenzelle mit Tausenden Nervenzellen in Verbindung steht, breitet sich dieser Mechanismus im weiteren Verlauf mit steigender Intensität über das gesamte Gehirn aus.

Die freigesetzten Botenstoffe müssen den synaptischen Spalt jedoch auch wieder verlassen. Dies geschieht dadurch, dass sie über spezielle Eiweißstrukturen, die Transportproteine, wieder in die freisetzende Nervenzelle aufgenommen werden. Dort angekommen, werden sie entweder gespeichert oder durch spezifische Enzyme abgebaut. Dieser Vorgang beendet das Signal, da nun kein Botenstoff mehr im synaptischen Spalt zur Verfügung steht.

Angriffspunkte der Psychopharmaka

Nach unseren heutigen Kenntnissen sind bei den meisten psychischen Erkrankungen Störungen im Stoffwechsel und im Gleichgewicht der Botenstoffe sowie in deren Interaktion mit den Rezeptoren ein wichtiger Bestandteil der Pathophysiologie. Durch Veränderungen der Produktion und damit des Angebotes an Botenstoffen, durch Veränderungen der Dichte oder Empfindlichkeit der Rezeptoren sowie durch Veränderungen der Proteine und Strukturen, die das Signal innerhalb der nächsten Nervenzelle weiterleiten, kommt es zum Ungleichgewicht in der Signalübertragung des Gehirns und damit zu psychischen Störungen wie Veränderungen der Emotionalität oder der kognitiven Funktionen. Es ist das Ziel der Behandlung mit Psychopharmaka, diesen «gestörten Stoffwechsel» auszugleichen und das durch die Botenstoffe eingeleitete Signal von einer Nervenzelle zur nächsten entweder zu verstärken oder zu reduzieren.

Wenn Medikamente in das Gehirn gelangen, greifen sie auf verschiedene Weise in den Prozess der chemischen Übertragung ein. Alle Neurotransmitter werden mit Hilfe von speziellen Enzymen aus Vorstufen in den Nervenzellen gebildet. Bereits bei diesem Schritt könnten Medikamente eingreifen, indem sie die jeweiligen Enzyme in ihrer Wirkung hemmen oder fördern und entsprechend die Bildung der Botenstoffe verhindern oder stimulieren. Allerdings spielt dieser Mechanismus bei den heute zur Verfügung stehenden Medikamenten nur eine untergeordnete Rolle.

Von größerer Bedeutung ist die Regulierung der Freisetzung der Botenstoffe in den synaptischen Spalt. Ist dieser Regelkreis intakt, so blockiert der im synaptischen Spalt vorhandene Botenstoff seine weitere Freisetzung selbst; durch Aktivierung spezifischer Rezeptoren an der freisetzenden Nervenzelle wird die weitere Ausschüttung verhindert. Sind hingegen zu wenig Botenstoffe in der Synapse vorhanden, kann durch medikamentöse Blockade dieser Rezeptoren der Regelkreis unterbrochen werden; dann werden mehr Botenstoffe ausgeschüttet und stehen in der Synapse für die weiteren Effekte zur Verfügung.

Aber auch auf einem anderen Weg lässt sich das Angebot von Botenstoffen im synaptischen Spalt erhöhen. Um die Wirkung der freigesetzten Botenstoffe zu beenden, werden sie über spezielle Transportproteine wieder in die freisetzende Nervenzelle aufgenommen und dort entweder bis zur weiteren Ausschüttung gespeichert oder durch geeignete Enzyme, wie die Monoaminoxydase (MAO), abgebaut. Hier greifen nun vor allem Medikamente ein, welche die Wiederaufnahme des Botenstoffes in die Nervenzelle, aus der er freigesetzt wurde, verhindern. Die Blockade der speziellen Transportproteine sowie der abbauenden Enzyme ist ein besonders wichtiger Mechanismus vor allem derjenigen Medikamente, die einen «Mangel» an Botenstoffen ausgleichen sollen; das sind jene Antidepressiva, die als Wiederaufnahmehemmer bezeichnet werden. Sie verstärken die Wirkung dieses Mechanismus an der benachbarten Nervenzelle, und im weiteren Verlauf breitet er sich mit steigender Intensität über das gesamte Gehirn aus.

Die Weitergabe der Informationen aus dem synaptischen Spalt auf die nächste Nervenzelle wird durch die in der Membran der nachfolgenden Nervenzelle integrierten Rezeptoren übernommen, an die die freigesetzten Botenstoffe andocken. Durch diese Bindung wird eine ganze Kette von Reaktionen ausgelöst, die letztendlich dazu dienen, das Signal an nachfolgende Neuronen weiterzuleiten. Dieser Mechanismus, der mit der Bindung des Pharmakons an spezifische Rezeptoren beginnt, ist ein besonders wichtiger Angriffspunkt und die Voraussetzung für die Wirkung der meisten Psychopharmaka.[9]

Warum tritt die Wirkung nicht immer sofort ein?

Die hier beschriebenen Effekte erfolgen alle sehr rasch. Nach Einnahme eines Psychopharmakons lässt sich bereits nach kurzer Zeit nachweisen, dass Transportproteine und Rezeptoren blockiert werden oder dass die Wiederaufnahme oder der Abbau eines Botenstoffes verhindert wird. Bei manchen Medikamenten, etwa bei vielen Beruhigungs- und Schlafmitteln, tritt der beabsichtigte Effekt auch tatsächlich ein, sobald sie das Gehirn erreicht haben. Sie docken an spezifische Rezeptoren an, es kommt zur Veränderung der Leitfähigkeit für Ionen an der Zellhaut der Nervenzellen, und die Erregbarkeit der Nervenzellen nimmt ab (siehe Kapitel «Beruhigungsmittel»). Auch andere Substanzen, die das Gehirn beeinflussen, beispielsweise Alkohol, Nikotin oder Kokain, zeigen unverzüglich die für sie typischen Effekte.

Im Gegensatz dazu tritt bei den Antidepressiva und Antipsychotika die gewünschte klinische Wirkung nicht sofort ein, obwohl sich die sogenannte pharmakologische Wirkung, das heißt die Besetzung der Rezeptoren oder Hemmung der Wiederaufnahme der Botenstoffe, sehr rasch nachweisen lässt. Es vergehen quälende Tage, manchmal auch Wochen, in denen sich die Patienten fragen, warum keine oder zumindest nicht die erwünschte Wirkung, etwa die Aufhellung der Stimmung oder eine Abnahme der quälenden Stimmen, zu beobachten ist. Viele der Nebenwirkungen hingegen, wie Müdigkeit, Schwindel oder Mundtrockenheit, stellen sich rasch ein und verschlechtern sogar noch die Befindlichkeit.

Lange Zeit konnte man sich dieses Wirkungsmuster nicht erklären. Mittlerweile ist man zu der Vorstellung gelangt, dass die sofort eintretenden pharmakologischen Effekte nicht den eigentlichen Wirkmechanismus vieler Substanzen darstellen, sondern dass sie nur den Anlass bilden zu weitreichenden Veränderungen der Funktion der Nervenzellen und vor allem der komplexen Schaltkreise zwischen den Nervenzellen und ihren Bahnen.

Die Nervenzellen des Gehirns unterliegen sehr komplizierten Verschaltungen, sie beeinflussen sich gegenseitig und korrigieren eine Unter- oder Überfunktion in einem Gebiet des Gehirns oft selbstständig. Dies kann in größeren Regelkreisen geschehen, an denen verschiedene Neuronen beteiligt sind. Es kann aber auch bereits in einer einzelnen Synapse der Fall sein, wo chronische Über- oder Unteraktivität durch bestimmte Anpassungsmechanismen kontrolliert werden, etwa durch eine Veränderung der Ansprechbarkeit oder Funktion der Rezeptoren.

Das wichtigste Beispiel dafür, dass der eigentliche Wirkmechanismus von Psychopharmaka mit der Ausbildung solcher kompensatorischen Mechanismen verbunden ist, sind die Antidepressiva. Bei ihnen geht man heute davon aus, dass, angestoßen durch die Blockade der neuronalen Wiederaufnahme und der damit verbundenen initialen Konzentrationserhöhung der Botenstoffe Serotonin und Noradrenalin, solche adaptativen Veränderungen in der nachfolgenden Nervenzelle ausgelöst werden.

Zu diesen Anpassungsmechanismen gehört, dass Rezeptoren neu gebildet oder stillgelegt werden, oft indem sie sozusagen in die Zelle «eingezogen» werden und somit nicht mehr für die Bindung zur Verfügung stehen. Darüber hinaus wird die Produktion bestimmter Stoffe wie der sogenannten neurotrophen Faktoren angeregt, die sich schützend auf die Nervenzellen sowie auf die Gesamtleistung des Gehirns auswirken.[9]

Gewöhnung an den Wirkstoff: Toleranzentwicklung

Bei einigen Medikamenten, wie den Beruhigungs- und Schlafmitteln, aber auch bei vielen Drogen lässt sich beobachten, dass die Wirkung bei gleicher Dosierung nachlässt bzw. dass für die gleiche Wirkung die Dosis des Medikamentes gesteigert werden muss: ein Phänomen, das als Toleranzentwicklung bezeichnet wird. Bei länger andauerndem Konsum dieser Substanzen ist gelegentlich das Zwanzigfache der Ausgangsdosis erforderlich, um den anfänglichen Effekt zu erreichen. So gibt es Patienten, die von einem Schlafmittel, bei dem anfangs eine einzige Tablette ausreichte, um eine schlafinduzierende Wirkung zu erzielen, nun eine ganze Packung einnehmen müssen.

Die Ursachen für dieses Phänomen können sowohl an den Rezeptoren im synaptischen Spalt, den Bindungsstellen für die Substanzen, aber auch im veränderten Abbau und Stoffwechsel der Medikamente liegen. Der Körper beeinflusst die Sensibilität einer Zelle für einen bestimmten Wirkstoff durch die Regulation der Rezeptordichte auf der Zelloberfläche. Bei ständigem Kontakt der Rezeptoren mit Medikamenten, aber auch im Falle einer kontinuierlichen Überproduktion und Verfügbarkeit von körpereigenen Botenstoffen schützt sich der Organismus vor einer konstanten, teils gefährlichen Erregung, indem die Rezeptoren für einen Kontakt mit dem Medikament nicht mehr zur Verfügung stehen. Dann findet es zu wenig Bindungsstellen, um dort anzudocken und seine spezifische Wirkung zu entfalten. Zusätzlich wird die Bildung neuer Rezeptoren verhindert, und ihre spezifischen Eigenschaften werden gelegentlich so verändert, dass Medikamente oder Botenstoffe nicht mehr «wie ein Schlüssel ins Schloss» passen. Immer höhere Dosen sind notwendig, um noch den gewünschten Effekt zu erzielen. Aber nicht nur die direkten Mechanismen in der Synapse sind betroffen. Durch Medikamente oder aber auch durch Alkohol oder Nikotin wird die Produktion von Enzymen, die Medikamente abbauen, oft erhöht. Dies bedeutet, dass der Arzneistoff zu schnell abgebaut wird und somit nicht mehr seine Wirkung entfalten kann. Dieses Phänomen ist gut bekannt und vor allem auch bei Narkosen wichtig. Regelmäßiger Alkoholkonsum erhöht die Produktion eines Enzyms, das viele Medikamente, darunter auch Narkotika, abbaut. Infolgedessen muss das Narkotikum höher dosiert werden, um den Narkoseschlaf zu gewährleisten.

Medikamente zur Behandlung der Depression: Antidepressiva

Depression

Gemütserkrankungen bringen seit jeher großes Leid über die Betroffenen. Die Symptome entwickeln sich meistens langsam, schleichen sich in den Alltag ein: Die Leistungsfähigkeit nimmt ab, man ist häufig gereizt, reagiert aggressiv auch gegen Familie und Freunde. Die Stimmung ist zumeist niedergedrückt, Freudlosigkeit breitet sich aus, Gefühllosigkeit und Hoffnungslosigkeit führen geradezu zur Versteinerung. Hinzu kommen Appetit- und Schlafstörungen, die gerne damit erklärt werden, dass man sich zu viele Sorgen um die eigene Unzulänglichkeit macht. Stürzt man nicht die Familie ins Unglück? Die psychische Kraft und der Elan sind erschöpft, der Lebensmotor ist ins Stocken geraten, die Störung des Antriebs deutlich erkennbar. Entweder ist die motorische Hemmung so groß, dass man sich wie gefesselt fühlt und jegliche Aktivität zum Erliegen kommt (gehemmte Depression). Oder man fühlt sich durch eine quälende innere Unruhe gehetzt und getrieben, Bewegungsunruhe sowie unproduktiv hektisches Verhalten beherrschen das Bild (agitierte Depression). Meist ist es morgens am schlimmsten, man kann nicht aufstehen, wozu sollte man auch. Abends hingegen, ja, da hat man das Gefühl, es könnte besser werden – am nächsten Morgen allerdings merkt man rasch, dass dies nicht der Fall ist. Angst beherrscht das Leben: Mache ich nicht alles falsch? Niemals mehr wird sich dies alles ändern, es wäre wohl besser, gar nicht mehr aufzuwachen.[10]

Depressionen zählen zu den häufigsten psychiatrischen Erkrankungen: Etwa 18 Prozent der Bevölkerung erkranken im Laufe des Lebens daran.[11] Leider wird bei vielen Patienten die Depression nicht erkannt und infolgedessen auch nicht entsprechend behandelt. Da es in der Natur der Erkrankung liegt, dass als Ursache der Verstimmung und der Abgeschlagenheit häufig körperliche Symptome oder Leiden herangezogen werden, bleibt bei bis zur Hälfte der Patienten das Krankheitsbild unerkannt. Vor allem vonseiten der Patienten bestehen zudem erhebliche Vorbehalte, «Psychopharmaka» einzunehmen: «Ich bin doch nicht verrückt.»

Was ist nun die Ursache dieser Symptome, und wie lassen sie sich behandeln? Depression hat nicht die «eine Ursache», vielmehr führt eine ganze Reihe von ineinandergreifenden Faktoren zum Krankheitsbild. Neben einer durch Gene bedingten Empfindlichkeit, die Krankheit zu entwickeln, gehören die Einflüsse von zahlreichen Umweltfaktoren, darunter akuter oder chronischer Stress, ebenso dazu, wie Störungen im biochemischen Haushalt der Botenstoffe des Gehirns. Deshalb wird auch oft von einer «Stoffwechselerkrankung» des Gehirns gesprochen. Wir können den Einfluss der Gene nicht verändern, oft auch nicht den negativen Einfluss der Umgebungsfaktoren. Es ist aber die Aufgabe der Psychopharmakologie, die gestörte Balance der Botenstoffe wieder in Ordnung zu bringen.

Angriffspunkte der Antidepressiva

Seit vielen Jahren geht die psychiatrische Forschung davon aus, dass im Fall der Depression ein erheblicher Mangel an einigen Botenstoffen besteht, vor allem an Serotonin und Noradrenalin und, wenn auch in geringerem Maße, an Dopamin. Durch diesen Mangel werden viele andere Systeme und Botenstoffe in Mitleidenschaft gezogen, und die Feinabstimmung der einzelnen Systeme untereinander geht verloren. Noradrenalin und

Dopamin wirken eher anregend, sie sind zuständig für ausgeglichene Stimmung, Wachheit, Konzentrationsvermögen, Offenheit für neue Erfahrungen und Steigerung der Aktivität bis hin zur Aggressivität.

Eine besondere Bedeutung wird in der Entstehung von Depressionen dem Serotonin zugemessen. Dieser Botenstoff wird nicht in allen Regionen des Gehirns produziert, sondern nur in einem kleinen Bereich kurz vor dem Übergang des Gehirns in das Rückenmark. Trotz dieser begrenzten Lokalisation seiner Produktionsstätte ist Serotonin im gesamten Gehirn aktiv; denn über die Nervenfasern erreicht dieser Botenstoff alle Regionen und greift so modulierend in zahlreiche Funktionen ein. Darüber hinaus hat Serotonin vielfältige Effekte in peripheren Organen und Geweben.

Serotonin ist ein Botenstoff mit weitreichenden Wirkungen auf unser Wohlbefinden. Eine besondere Bedeutung kommt dem Serotonin in der Steuerung der Emotionen zu: Ist die Konzentration ausgeglichen oder leicht erhöht, soll dies ein Gefühl der Zufriedenheit bewirken, weshalb der Botenstoff populär auch als «Glückshormon» bezeichnet wird. Besteht ein Mangel, ist die Stimmung gedrückt, Angstgefühle nehmen zu, auch Aggressivität kann auftreten. Zusätzlich fördert Serotonin die Konzentration und die geistige Leistung, es erhöht die Schmerzschwelle, fördert den Schlaf, steuert Hunger und Sättigung, reguliert die sexuelle Aktivität und beeinflusst die Reaktion auf Stress im Sinne einer besseren Bewältigung von Stresssituationen.

Diese Erkenntnisse über einige biologische Hintergründe der Depression lassen deutlich werden, welche Wirkung wir von einer effektiven Medikation erwarten. Seit der Entwicklung des ersten Antidepressivums in den 1950er Jahren besteht der heute immer noch wichtigste Mechanismus der Antidepressiva darin, den Mangel an Botenstoffen auszugleichen. Die Pharmakologie bedient sich hier vor allem der Vorgänge in der Synapse, der Verbindung zwischen zwei Nervenzellen, durch welche die Signale mit Hilfe der chemischen Übertragung vermittelt werden.

Eine vermehrte Bildung von Serotonin durch pharmakologische Beeinflussung spielt dabei nur eine untergeordnete Rolle. Als viel effektiver hat sich erwiesen, die Konzentration der Botenstoffe zu erhöhen, die im synaptischen Spalt für die Weiterleitung des Nervenimpulses zur Verfügung stehen (siehe Kapitel «Grundlagen der Wirkmechanismen der Psychopharmaka»). Vor allem zwei Mechanismen bieten sich an, um die gesteigerte Effektivität zu erreichen und den Mangel auszugleichen. Viele Antidepressiva hemmen die Wiederaufnahme der freigesetzten Botenstoffe und stellen auf diese Weise ein vermehrtes Angebot für die Weiterleitung des Signals zur nächsten Zelle zur Verfügung. Nach der Freisetzung des Botenstoffes von der Nervenendigung in die Synapse durchquert dieser den schmalen Spalt bis zur nächsten Nervenzelle, um dort an die Rezeptoren zu binden und so das Signal weiterzuleiten. Parallel zu diesem Vorgang wird der Botenstoff wieder in die Nervenendigung aufgenommen (rückresorbiert) und dort bis zur neuerlichen Freisetzung gespeichert oder durch geeignete Enzyme (z. B. die Monoaminoxydase, MAO) abgebaut. Durch diese Entfernung des Botenstoffes aus der Synapse wird das Signal beendet. Dies ist ein sehr wichtiger Vorgang, damit es nicht zu überschießenden Reaktionen kommt. Ist jedoch das Angebot, etwa an Serotonin, zu gering, so wird die Weiterleitung des Signals von einer Nervenzelle auf die nächste dementsprechend abgeschwächt.

Um dies zu vermeiden, blockieren viele Antidepressiva, darunter vor allem die sogenannten selektiven Wiederaufnahmehemmer, das spezifische Transportprotein. So verbleibt der Botenstoff länger im synaptischen Spalt; das Signal an die nächste Nervenzelle kann wiederum verstärkt werden und breitet sich im weiteren Verlauf über das gesamte Gehirn aus.

Aber auch andere Mechanismen können die in der Depression verminderte Funktion der Botenstoffe verstärken. Manche Substanzen beeinflussen die Rezeptoren, an welche die Botenstoffe andocken: Sie werden zum Beispiel empfindlicher, reagieren bereits auf geringere Konzentrationen und aktivieren so trotz des Mangels die nachfolgenden Reaktionen in der Nervenzelle. Zahlreiche der uns heute zur Verfügung stehenden Präparate haben sogenannte kombinierte Effekte, das heißt, sie hemmen die Wiederaufnahme und wirken zusätzlich auf die Bindungsstellen in der Synapse, um den Effekt zu verstärken und die Weiterleitung des Signals von einer Nervenzelle zur nächsten zu fördern.[9]

Die Wahl des geeigneten Antidepressivums

Wie aber lässt sich aus der Vielzahl der angebotenen Präparate mit den unterschiedlichen Mechanismen das geeignete Medikament auswählen? Für viele Patienten und auch für deren Angehörige mag es gelegentlich wie ein «Ausprobieren» wirken: Oft beginnt man mit einem Medikament, bei zu geringer Wirksamkeit wird ein zweites zusätzlich gegeben oder auch eine Kombination von mehreren verordnet. Obwohl Antidepressiva in vielen Fällen die Depression deutlich lindern und rasch zur psychischen Wiederherstellung führen, können wir leider nicht vorhersagen, welches der Präparate nun tatsächlich den gewünschten therapeutischen Erfolg bringt.

Die Ursache dafür ist, dass die antidepressive Wirkung nicht nur durch die Beeinflussung der primären Angriffspunkte zustande kommt, sondern durch die Veränderungen im Stoffwechsel der Botenstoffe des gesamten Gehirns, die durch die Substanzen ausgelöst werden. Da die einzelnen Neurotransmittersysteme miteinander in vielfältigen funktionellen Beziehungen stehen, wird durch die Beeinflussung eines Systems eine indirekte Wirkung auf andere Systeme ausgeübt. Netzwerke werden neu verschaltet und den veränderten Bedingungen angepasst. Somit hängt die Wirkung eines Medikamentes nicht nur vom primären Angriffspunkt der Substanz ab, sondern von einer

Vielzahl von Faktoren. Diese weitreichenden Veränderungen in der Funktion des Gehirns sind auch die Ursache dafür, dass Antidepressiva nicht sofort ihre Wirkung auf die Stimmung und andere Symptome der Depression entfalten, sondern erst mit einer Latenz von Tagen bis, in ungünstigen Fällen, auch Wochen.

Heute stehen uns zahlreiche Präparate mit unterschiedlichen Wirkmechanismen zur Verfügung. Einteilungen nach der chemischen Struktur, wie zum Beispiel «trizyklische», «tetrazyklische» oder «chemisch neuartige» Antidepressiva, haben überwiegend pharmakologische Bedeutung. In der klinischen Praxis hat sich eine Einteilung nach dem primären Angriffspunkt und Wirkmechanismus durchgesetzt, da dies aussagekräftiger ist und für die Wahl eines Präparates hilfreich sein kann. Neben den zu behandelnden Zielsymptomen der Depression spielt auch die körperliche Gesundheit der Patienten eine wichtige Rolle.

Vor allem die älteren Substanzen, darunter Amitriptylin oder Imipramin (Trizyklika), sprechen, neben der gewünschten Hemmung der Wiederaufnahme von Botenstoffen, noch zahlreiche andere Strukturen im Gehirn an. Diese direkte Beeinflussung ist zwar häufig mit einer guten Wirksamkeit verbunden, bedeutet aber leider auch, dass bei diesen Medikamenten auch zahlreiche Nebenwirkungen auftreten, die eventuell ihre Anwendung bei körperlich nicht gesunden Patienten limitieren.

Im Gegensatz dazu zeigen die neueren Antidepressiva ein eher «eingeengtes» Wirkspektrum, das gezielt einzelne oder wenige Strukturen beeinflusst. Dies bedeutet nicht automatisch eine geringere Wirkung, sondern häufig eine bessere Vorhersehbarkeit der Nebenwirkungen. Daher sind sie meist besser verträglich und auch bei älteren Patienten mit somatischen Begleiterkrankungen anwendbar. Zu diesen Substanzen gehören vor allem die selektiven Wiederaufnahmehemmer (z. B. Fluoxetin, Citalopram, Sertralin), aber auch Substanzen, deren Wirkprofil nur wenige Strukturen umfasst (z. B. Mirtazepin oder Duloxetin).[12]

Ein wichtiges Kriterium in der Wahl des Medikamentes sind Symptome jenseits der depressiven Stimmung. Bei gehemmt Depressiven kommen eher stimulierende, antriebssteigernde Präparate zum Einsatz wie die selektiven Wiederaufnahmehemmer Citalopram, Sertralin oder Venlafaxin. Sind die Patienten unruhig oder getrieben (agitierte Depression) oder leiden unter ausgeprägten Schlafstörungen, würde man mit diesen Medikamenten die Symptomatik noch verschlechtern, und die Patienten fühlen sich zumindest zu Beginn der Behandlung zusätzlich gequält. In diesem Fall sind eher sedierende, das heißt beruhigende Substanzen die Mittel erster Wahl (z. B. Mirtazepin).

Nebenwirkungen

Antidepressiva sind sehr wirksame Medikamente und haben natürlich eine Reihe von unerwünschten Wirkungen, die sich aus den jeweiligen Angriffspunkten im Gehirn und auch in peripheren Organen ergeben. Wir dürfen uns nicht vorstellen, dass Serotonin, Noradrenalin oder Dopamin ausschließlich im Gehirn ihre Wirkungen ausüben. Alle diese Botenstoffe haben zahlreiche Effekte im gesamten Organismus und sind vor allem in der Steuerung des Herzens und der Gefäße von eminenter Bedeutung. Sie regulieren beispielsweise den Herzschlag, sind zuständig für die Enger- oder Weiterstellung der Blutgefäße und damit auch für die Regulierung des Blutdruckes und die Blutgerinnung. Sie sind ferner beteiligt an der Regulation von Hunger und Sättigung, ebenso an der Regulation vieler Hormone und des Darms. Daher lassen sich die typischen Nebenwirkungen vom Ausmaß der Angriffspunkte ableiten. Anhand des Wirkspektrums der einzelnen Substanzen lässt sich also grundsätzlich vorhersehen, welche Nebenwirkungen zu erwarten sind.

Die unerwünschten Wirkungen treten vor allem in den ersten Wochen der Behandlung auf und bilden sich im Verlauf der Behandlung bis auf wenige Ausnahmen wieder zurück. Allerdings können auch einige Effekte, wie Mundtrockenheit, Regulationsstörungen des Blutdrucks mit Abfall des Blutdrucks im Stehen oder sexuelle Funktionsstörungen, länger bestehen bleiben.

Eine wichtige und für Außenstehende offensichtliche Nebenwirkung ist die zumindest zu Beginn einer Behandlung (in den ersten zwei bis vier Wochen) deutliche Sedierung. Die Patienten sind müde, schläfrig, wirken ein bisschen wie abgerückt. In vielen Fällen ist dies zumindest zu Beginn ein gewünschter Nebeneffekt, um die Patienten zur Ruhe kommen zu lassen oder den schweren Schlafstörungen zu begegnen. Allerdings ist zu beachten, dass es in dieser ersten Phase der Behandlung zur deutlichen Beeinträchtigung der Reaktionsfähigkeit kommt. Die Sedierung ist besonders ausgeprägt bei Substanzen, deren Angriffspunkt nicht ausschließlich die Wiederaufnahmehemmung von Serotonin oder Noradrenalin ist. Dazu gehören viele der älteren Medikamente wie Amitriptylin, aber auch neuere Antidepressiva wie Mirtazepin.

Vor allem die älteren Substanzen mit einem breiten Wirkspektrum auf viele Systeme zeigen häufig ein buntes Bild von Nebenwirkungen. Dazu gehört eine Störung der Blutdruckregulation, die sich vor allem bei schnellem Aufstehen bemerkbar macht. Die Blutgefäße können nicht rasch genug auf den Lagewechsel reagieren, und das Blut «versackt» in den Beinen. Da die Gefäße der Beine ein großes Reservoir darstellen, wird die Durchblutung des Gehirns reduziert, Schwindel ist die Folge. Vor allem bei älteren Menschen kann dies zu Stürzen mit erheblichen Komplikationen führen. Diese Substanzen haben auch häufig negative Effekte auf das Reizleitungssystem des Herzens: Die elektrischen Impulse, die als «Schrittmacher» den Herzschlag kontrollieren, werden nur verzögert weitergeleitet. Auch dies kann, vor allem bei Patienten, die bereits Störungen im Reizleitungssystem des Herzens haben, zu einem ernsten Problem werden. Für die Patienten sehr unangenehm, aber weniger gefährlich sind Störungen der Akkomodation (Anpassung) des

Augenmuskels: Die Linse erreicht nicht mehr die erforderliche Krümmung, um immer scharf sehen zu können. Ähnlich störend ist die ausgeprägte Mundtrockenheit, die leider, wie viele der Nebenwirkungen, nicht vorübergehender Natur ist, sondern lange bestehen bleiben kann.

Neuere Antidepressiva wirken meistens nur auf wenige Systeme; damit lässt sich das Spektrum an Nebenwirkungen deutlich eingrenzen. Allerdings ist auch hier Vorsicht geboten. Vor allem bei den Noradrenalin-Wiederaufnahmehemmern treten, zumindest in den ersten Tagen der Behandlung, häufig Herzklopfen, Schwitzen, deutliche Unruhe, Kopfschmerzen und Mundtrockenheit auf. Aber auch das vermehrte Angebot von Serotonin hat nicht nur positive Effekte. Appetitminderung, Übelkeit, Kopfschmerzen, Schwitzen, Agitiertheit und sexuelle Funktionsstörungen lassen sich häufig beobachten.

Trotz dieses Bündels an unerwünschten Effekten muss betont werden, dass Antidepressiva, entgegen den häufig geäußerten Befürchtungen, nicht abhängig machen. Sie führen auch nicht zur Persönlichkeitsveränderung im landläufigen Sinn, vielmehr ermöglichen sie vielen Menschen, wieder sie selbst zu sein. Dennoch ist Vorsicht geboten, denn beim plötzlichen Absetzen der Medikation können sich die Symptome drastisch verschlechtern (Rebound-Phänomen). Die Substanzen greifen tief in den Stoffwechsel des Gehirns ein, ein plötzliches Absetzen kann dieses neu gewonnene Gleichgewicht erheblich stören; dann treten vorübergehende verstärkte Unruhe oder vegetative Symptome auf, die mit Entzugssymptomen leicht zu verwechseln sind.

Andere Anwendungsgebiete

Antidepressiva werden heute nicht nur zur Behandlung der Depression eingesetzt, sondern haben sich auch bei anderen Krankheiten bewährt, die mit veränderter Funktion im Serotoninsystem einhergehen. Dazu gehören Schlafstörungen, Angststörungen, Essstörungen, aber auch chronische Schmerzen. Vor allem Schmerzpatienten sind häufig entsetzt, wenn ihnen ein Antidepressivum verordnet wird. Doch es hat sich gezeigt, dass diese Substanzen bei chronischen Schmerzzuständen wirksam sein können, unabhängig davon, auf welche Ursache der Schmerz zurückzuführen ist. So lässt sich in vielen Fällen durch geringe Dosen von Antidepressiva die Dosis der Schmerzmittel reduzieren. Dabei ist ein wichtiger Vorteil, dass Schmerzpatienten meist deutliche Schlafstörungen haben und ein sedierendes Antidepressivum hier sehr hilfreich ist.

Neben diesen erweiterten klinischen Indikationsgebieten werden manche Antidepressiva seit einigen Jahren häufig «missbräuchlich» auch von Gesunden zur Steigerung der Konzentration und Leistung oder zur Verbesserung der sozialen Kommunikationsfähigkeit eingenommen (siehe Kapitel «Psychostimulanzien»).

Gute und effiziente Behandlung

Selbst heute noch wird in vielen Fällen eine Depression nicht erkannt und aufgrund der vielfältigen körperlichen Beschwerden, die mit dem Krankheitsbild einhergehen, ausschließlich mit somatischen Medikamenten oder Maßnahmen behandelt. Vegetative Störungen oder zahlreiche Schmerzen bringen die Patienten immer wieder in die Praxen der Hausärzte und Schmerztherapeuten. Auch nach den neueren Erkenntnissen wird nur ein geringer Prozentsatz der Depressiven ausreichend behandelt, insbesondere nicht jene Patienten, bei denen nur eine leichte bis mittelschwere Depression vorliegt.

Im Falle einer Depression sollte man die Antidepressiva jedoch keinem Patienten vorenthalten. Auch eine mittelschwere Depression führt zu erheblichen Einbußen der Lebensqualität und kann weitreichende soziale Folgen haben, wie Probleme innerhalb der Familie oder den Verlust des Arbeitsplatzes. Auch mit einer leichten bis mittelschweren Depression ziehen sich die Menschen zurück, werden reizbar und sind nur bedingt leistungsfähig. Gerade in diesen Fällen hat sich die Gabe von selektiven Serotonin-Wiederaufnahmehemmern in Verbindung mit Psychotherapie bewährt.[13] Es ist sicherlich problematisch, dass viele Patienten, verunsichert durch die Mitteilungen in den Medien, die Medikamente wieder absetzen oder nur unregelmäßig einnehmen.

Allerdings darf man sich eine effiziente Behandlung nicht so vorstellen, dass dem Kranken einfach «Pillen in die Hand gedrückt» werden und er bis zur Besserung der Symptomatik sich selbst überlassen bleibt. Es kommt immer ein kombiniertes Therapieprogramm zum Einsatz, das neben medikamentöser Therapie auch unterstützende Psychotherapie und Soziotherapie beinhaltet. Mögliche Auslöser oder Verstärker der Erkrankung, wie übermäßige Belastung, der Tod von nahestehenden Menschen, Scheidung, Trennung, und deren Lösung oder Minimierung werden mit den Patienten erarbeitet. Zusätzlich werden die Patienten mit allen möglichen Mitteln darin unterstützt, die im Rahmen der Erkrankung häufig entstandene Beeinträchtigung im sozialen Umfeld zu überwinden.

Die Psychiatrie ist sich sehr wohl der Tatsache bewusst, dass es «das ideale Antidepressivum» derzeit nicht gibt. Die gewünschte Wirkung tritt nicht in allen Fällen ein, kommt auch oft spät und erst nach Kombination mehrerer Medikamente. Dennoch, die Alternative, nichts zu tun und nur abzuwarten, hätte fatale Konsequenzen, bis hin zur Selbsttötung, da die Patienten oft keinen anderen Ausweg mehr aus ihrer Situation sehen.

Wirken Antidepressiva besser als Scheinmedikamente?

Seit einigen Jahren gibt es eine öffentliche Diskussion darüber, ob Antidepressiva überhaupt wirksam sind oder ob die Depression nicht auch ohne Medikamente wieder abklingen würde. Vor allem von pharmakritischen Institutionen wird immer wieder die Effektivität von Antidepressiva angezweifelt und die Frage gestellt, ob der Einsatz, vor allem der neueren Medikamente, die zum Teil teurer sind als die der ersten Generation, die höheren Kosten auch rechtfertige. Nun hat ein 2008 von der Arbeitsgruppe um Kirsch[14] veröffentlichter Bericht die Diskussion neu entfacht und über zahlreiche Meldungen in den Medien auch die Patienten und die gesamte Öffentlichkeit erreicht.

Ausgehend von Beobachtungen, dass manche der neueren Antidepressiva nur bei sehr schweren Depressionen sich in ihrer Wirksamkeit von den Scheinmedikamenten (Placebos) unterscheiden, führten die Autoren eine statistische Reevaluation einiger Studien durch (eine sog. Metaanalyse, siehe unten). In die Analyse einbezogen wurden die Studien von neueren Substanzen (die Serotonin-Wiederaufnahmehemmer Fluoxetin, Sertralin und Paroxetine sowie Venlafaxin, ein kombinierter Serotonin- und Noradrenalin-Wiederaufnahmehemmer), die der amerikanischen Gesundheitsbehörde für die Zulassung der Medikamente eingereicht worden waren. Die Autoren kamen zu dem Ergebnis, dass vor allem bei leichten und mittelschweren Depressionen nur ein geringer Unterschied der Wirksamkeit dieser Substanzen gegenüber einem Scheinmedikament bestand. Lediglich bei Patienten, die zu Beginn der klinischen Studie eine besonders schwere Depression aufwiesen, waren die Antidepressiva besser als Placebos. Die Autoren wiesen ferner darauf hin, dass diese Unterschiede bei schweren Depressionen lediglich aus dem Grund zustande kommen, dass die schwer kranken Patienten nur abgeschwächt auf das Scheinmedikament reagierten. Die Autoren der Studie schließen daraus, dass die betreffenden Antidepressiva immer gleich schlecht wirksam sind; nur bei sehr schwer Kranken ist das Placebo noch weniger wirksam als die jeweilige Substanz. Aber auch hier sei der Nutzen so gering, dass seine klinische Relevanz (im Sinne eines Nutzens für die Patienten) fragwürdig sei. Als Fazit weisen die Autoren darauf hin, dass es kaum Gründe gibt, diese Antidepressiva zu verordnen, ausgenommen sehr schwer Kranken.

Wie so oft bei negativen Ergebnissen, vor allem bezüglich einer medikamentösen Behandlung, war das Echo der Medien groß (*Die Zeit:* «Gefährliche Helfer»; *Der Spiegel:* «Entzauberte Glückspillen»). Da sogar schon renommierte Forscher die Wirksamkeit bezweifeln, schienen die Vorbehalte gegen Antidepressiva auch bestätigt. Werden sie nicht zu leichtfertig verordnet und eingesetzt, da sie ja kaum Wirkung zeigen, dafür aber viele Nebenwirkungen haben und es sich bei diesen «Happy Placebos» *(Stern)* doch um wirkungslose Pillen handelt?

Nicht nur die Patienten, auch deren Angehörige und die Öffentlichkeit waren verunsichert. In zahlreichen Publikationen und Stellungnahmen wurden die Ergebnisse dieser Untersuchungen intensiv diskutiert. Die Tatsache, dass sich ein Antidepressivum desto ausgeprägter vom Placebo abgrenzt, je schwerer die Depression ist (siehe nächster Abschnitt), ist kein neues, sondern ein allgemeines, seit Jahrzehnten bekanntes Phänomen. Ferner wurde darauf hingewiesen, dass eine gemeinsame Auswertung von Studien, in die Daten sowohl von Patienten mit der ersten Manifestation einer Erkrankung als auch von Patienten mit chronischen Erkrankungen einfließen, zwangsläufig das Bild verfälscht. Auch wurden bei der Auswertung Unterschiede im Studiendesign, der Prüfmethodik, der Behandlungsdauer und der Dosierungen der Substanzen nicht berücksichtigt. Dadurch besteht das Risiko, dass individuelle Wirkungsunterschiede nicht erkannt wurden. Diese methodische Schwäche wurde allerdings in der Arbeit nicht erörtert.[15; 16] Bei weitgehend chronischen Formen der Depression mit regelmäßig wiederkehrenden Episoden stellt die Behandlung immer ein Problem dar, wohingegen Patienten in der ersten Phase der Erkrankung meist gut auf selektive Wiederaufnahmehemmer ansprechen.

Ein weiterer Kritikpunkt der statistischen Analyse von Kisch und Kollegen[14] war, dass nur eine kleine Auswahl der neueren Antidepressiva berücksichtigt wurde und die Autoren ausschließlich Studien ausgewählt hatten, die für die Zulassung der Medikamente bei der amerikanischen Gesundheitsbehörde Food and Drug Administration (FDA) eingereicht worden waren. Bei den meisten der Substanzen lag die Zulassung schon Jahrzehnte zurück, was zur Folge hatte, dass alle neueren Ergebnisse der letzten zwanzig Jahre unberücksichtigt blieben. Darüber hinaus ist für die Zulassung von Medikamenten nicht eine kombinierte statistische Analyse aller Studien entscheidend, sondern eine nach den neuesten Richtlinien und Standards durchgeführte Untersuchung, die einen Effekt des Medikamentes eindeutig nachweist.[16] Unterschiede in Studiendesign, der Prüfmethodik sowie der Behandlungsdauer waren in der Analyse nicht berücksichtigt worden. Wären die mittlerweile sehr zahlreich durchgeführten Untersuchungen jedoch in die Auswertung mit einbezogen worden, hätte sich eventuell ein anderes Bild ergeben. Auch die Frage, ob alle Antidepressiva gleichermaßen wirksam oder unwirksam sind, wie von Kirsch anhand seiner Ergebnisse generalisierend festgestellt, muss dahingestellt bleiben, da dies nicht Gegenstand der Untersuchung war. Auch kamen andere, später durchgeführte ähnliche Untersuchungen zu anderen Ergebnissen.[17; 18]

Insgesamt besteht unter den Fachkollegen Einigkeit darüber, dass die von Kirsch gezogenen Schlussfolgerungen keine klinische Gültigkeit haben, da die Wirksamkeit der Antidepressiva wissenschaftlich gut belegt ist.[19; 20] Dieser Empfehlung schloss sich auch die Arzneimittelkommission der Deutschen Ärzteschaft an.[21]

Wie kommt es nun zu diesen voneinander abweichenden Meinungen? Besteht die Gefahr, dass die klinische Psychiatrie auf ihre Medikamente «fixiert» ist, wie vielfach behauptet wird, und negative Ergebnisse nicht zulassen kann? Statistische Analysen von einzelnen Studien haben das Ziel, zu einer allgemeingültigen Aussage zu kommen. Dies wäre durchaus möglich, wenn die in die Analyse einfließenden klinischen Studien dem statistischen Ideal entsprächen und die Daten aller Untersuchungen vergleichbar wären. Dies ist aus verschiedenen Gründen aber leider nicht der Fall.

Wie wird die Wirksamkeit eines Medikamentes beurteilt: das Placeboproblem

Als sozusagen «goldener Standard» in der Untersuchung der Wirksamkeit eines Medikamentes wird der Unterschied der durch die Substanz und der durch ein Placebo erreichten Besserung herangezogen. Das bedeutet, die zu untersuchende Substanz wird gegen ein Scheinmedikament getestet. Dazu werden die Patienten zwei unterschiedlichen Gruppen zugeordnet: Eine Gruppe erhält das zu untersuchende Medikament, das «Verum». Die zweite Gruppe von Patienten erhält eine Tablette oder eine Kapsel, die genauso aussieht wie das Verum, aber keine Wirksubstanz enthält, das Placebo. Weder der behandelnde Arzt noch der Patient, noch das Pflegepersonal sind darüber informiert, ob Verum oder Placebo verabreicht wird, denn die übrige Behandlung ist identisch (sog. Doppelblindstudien). Am Ende der Untersuchungen, wenn alle Patienten den Behandlungszeitraum beendet haben, werden die Daten ausgewertet. Nach den allgemeinen Richtlinien kann ein Medikament dann als wirksam angesehen werden, wenn es um einen gewissen Prozentsatz besser die Krankheitssymptome reduziert als ein Placebo. Im Idealfall sollte mit einem Placebo keine oder nur ganz geringe Besserung der Symptome erreicht werden.

Die Realität sieht leider anders aus. Vor allem die Tatsache, dass abgesehen von der verabreichten Substanz (Verum oder Placebo) die übrige Behandlung identisch ist, ist im Fall von psychiatrischen Patienten wohl genau das Problem. Alle Patienten, egal, welcher Gruppe sie zugehören, werden sehr häufig, oft täglich untersucht, intensiv befragt, ein Visitentermin dauert mitunter Stunden. Alle Körperfunktionen und Laborparameter werden regelmäßig überprüft. Sehr häufig werden auch noch zahlreiche psychologische Testverfahren und Sonderuntersuchungen durchgeführt, das Maß an Zuwendung ist erheblich. Das bedeutet, die Patienten werden so intensiv betreut, wie es im normalen klinischen Alltag oder in der Praxis eines Arztes, auch im Rahmen einer Psychotherapie, gar nicht möglich ist. Vor allem in den Vereinigten Staaten von Amerika, in denen viele dieser Studien durchgeführt werden, nehmen viele Patienten an den Studien teil, die sonst wenig Beachtung finden. Die Patienten fühlen sich schon allein deshalb besser, weil sie sich mit ihrem Problem ernst genommen fühlen und ihnen jemand zuhört.

In den letzten Jahren hat sich gezeigt, dass die Placebo-Response-Rate, das heißt der Behandlungserfolg, auch bei Placebos immer höher wird. Damit reduziert sich deutlich die Chance, einen statistisch signifikanten Unterschied zwischen Verum und Placebo zu finden.[22] Die Patienten beider Gruppen bekommen zusätzlich unterstützende Psychotherapie oder Behandlung mit anderen Medikamenten, welche zum Beispiel die bei Depression häufigen Schlafstörungen vermindern. Da Schlafstörungen ein wesentliches Symptom im Rahmen einer Depression sind, bedeutet dies, dass auch Patienten in der Placebo-Gruppe aktive Substanzen, wenn auch kein Antidepressivum erhalten.

Eines der großen Probleme innerhalb der psychiatrischen Forschung ist die Beurteilung, ob ein Medikament oder eine Maßnahme wirken oder nicht. Anders als in vielen anderen Disziplinen der Medizin gibt es hier als Wirkkriterium keinen Laborwert oder kein sonstiges sicheres Zeichen, das uns präzise Auskunft über einen Effekt geben könnte. Anhand von unterschiedlichen Skalen werden die Patienten regelmäßig vom Arzt und eventuell auch vom Pflegepersonal eingeschätzt. Eine Verminderung der entsprechenden Punktezahl ergibt die Besserung im Rahmen einer Behandlung. Natürlich handelt es sich dabei keinesfalls um eine objektive Bewertung, sondern viele Faktoren, auch die Erfahrung des klinischen Personals, fließen in diese Beurteilung mit ein. Manche Ärzte sind vorsichtiger, andere wagemutiger und eher bereit, eine Verbesserung zu erkennen. So stellt sich die Frage, ob die in den Studien ermittelte «mittlere Besserung», also der Mittelwert aller Daten, ein geeignetes Maß für klinische Relevanz im Sinne des Patienten darstellt. Den einzelnen Patienten interessiert, welche Wahrscheinlichkeit ihm geboten wird, sich im Verlauf von etwa sechs Wochen gesund zu fühlen (Remission). Hier liegt der Unterschied zwischen einem Verum und einem Placebo meist bei 10 bis 20 Prozent. Aus diesem Grund sollten die Veränderung der Punktezahl in den Skalen sowie der Unterschied zwischen Verum und Placebo nicht überbewertet werden. In den Studienbedingungen handelt es sich um künstliche, verzerrungsanfällige Situationen, die möglicherweise einen klinischen Effekt unterbewerten.[20; 22]

Das Problem der Metaanalysen

Die kritischen Diskussionen über die Wirksamkeit oder Unwirksamkeit der Antidepressiva oder Antipsychotika basieren auf den Ergebnissen von sogenannten Metaanalysen. Dabei handelt es sich um spezielle statistische Verfahren, mit deren Hilfe die Ergebnisse von zahlreichen kleineren Einzelstudien, die nach möglichst identischen Methoden durchgeführt wurden, zusammengefasst und neu berechnet werden. Da Studien mit kleinen Patientenzahlen meistens anfällig für falsche, negative Ergebnisse sind, wären extrem große Studien notwendig, um auch kleine Unterschiede im Ansprechen auf die Behandlung, wie sie durchaus in der Bewertung von Medikamenten vorkommen, deutlich zu machen. Mit Metaanalysen verbindet sich die Hoffnung, durch Kombination von Einzelstudien die Zufallsergebnisse aufzudecken und in der Gesamtzahl einer großen Stichprobe ausgleichen zu können. Die zusammengefassten Daten werden statistisch bearbeitet und neu evaluiert, um dadurch die Ergebnisse genauer und sicherer zu machen. Das Ziel ist die Einschätzung einer Effektgröße, das heißt, es soll untersucht werden, ob tatsächlich ein Effekt vorliegt und wie groß er ist.

Metaanalysen wurden ursprünglich von Psychologen entwickelt und gelten mittlerweile als wesentliche Bereicherung der klinischen Studien, da man die Hoffnung hatte, dass sich auf diesem Wege die wissenschaftliche Essenz aus eher mangelhaft durchgeführten klinischen Einzelstudien ziehen lasse. Sie werden immer wieder und immer öfter zitiert und als stärkster und definitiver Nachweis der Wirksamkeit oder Unwirksamkeit eines Medikamentes angesehen. Auch die Ergebnisse von rein wissenschaftlichen Untersuchungen mit biologischen Daten oder die Ergebnisse aus genetischen Studien werden immer öfter in Metaanalysen zusammengefasst, um eine Hypothese nachzuweisen oder auszuschließen. Metaanalysen fließen häufig pauschal als höchste Form der Evidenz in Leitlinien zur Behandlung ein, ohne dass die Qualität der Metaanalyse und die Frage nach deren Notwendigkeit und Aussagekraft ausreichend Berücksichtigung finden.[23]

Warum ist dieses Vorgehen notwendig geworden? Würde es nicht ausreichen, die einzelnen Studien in ihrer Konzeption so zu gestalten, dass es eben keine Zweifel mehr gibt? Sicher, Metaanalysen könnten auf diese Weise überflüssig werden, nur geht diese Bestrebung leider an der Realität in den Kliniken vorbei. Das Problem der meisten klinischen Studien liegt darin, dass die Anzahl der teilnehmenden Patienten relativ gering ist. Angesichts der großen Zahl an depressiven und schizophrenen Patienten ist das zwar kaum vorstellbar, doch die Kriterien, die eine Teilnahme an der Studie ermöglichen, sind sehr eng definiert. Die Patienten dürfen im Allgemeinen ein gewisses Alter nicht überschreiten, müssen körperlich gesund sein und dürfen nur die zu untersuchende Erkrankung haben. Gerade Letzteres schränkt die Auswahl bereits erheblich ein, denn bei vielen psychiatrischen Patienten besteht zusätzlich zur Grunderkrankung noch eine weitere psychische Störung. So ist beispielsweise bei Depressiven häufig ein erhöhter Alkoholkonsum oder eine Persönlichkeitsstörung zu beobachten. Der in der Allgemeinbevölkerung beobachtete hohe Prozentsatz an Erkrankungen des Herz-Kreislauf-Systems, wie Hochdruck oder Rhythmusstörungen, betrifft natürlich auch psychiatrische Patienten und reduziert damit weiterhin die Anzahl der Patienten, die geeignet sind, an einer solchen Studie teilzunehmen. Aus diesen Gründen werden die meisten Studien mit einer eher geringen Anzahl von Patienten durchgeführt und deren Ergebnisse zunehmend in Zweifel gezogen, auch wenn sie statistisch signifikant sind.

Mittlerweile hat sich allerdings gezeigt, dass auch die Ergebnisse der Metaanalysen ähnlich unterschiedliche Ergebnisse aufweisen wie die Originalstudien. Hatte man anfangs große Hoffnung in diese Methodik gelegt, um angesichts der vielen kleineren Untersuchungen doch noch zu einem Gesamtergebnis mit ausreichender Aussagekraft zu kommen, werden nun auch Metaanalysen immer häufiger einer kritischen Prüfung unterzogen. Zwar kann kein Zweifel darüber bestehen, dass die international akzeptierte Methodik nur wenig Raum für Manipulationen und Verfälschung lässt. Jedoch ist die Synthese der Ergebnisse von Einzelstudien zu einem Gesamtergebnis natürlich in hohem Maße abhängig von der Auswahl und der Qualität der eingeschlossenen Studien sowie der Wahl der Parameter, die in die statistische Analyse mit einbezogen werden, und nicht zuletzt auch von den statistischen Methoden selbst.

Selbst wenn nur Studien in die Analyse einfließen sollten, die sozusagen unter «identischen» Bedingungen durchgeführt werden, zeigt die Realität, dass die Bedingungen im Allgemeinen so identisch nicht sind. Jede Studie hat ihre eigenen Zielkriterien, auch sind die eingeschlossenen Patienten durchaus nicht immer vergleichbar. Depression ist eine sehr heterogene Erkrankung, und auch die Qualität der erhobenen Daten ist oft sehr unterschiedlich. Dies bedeutet: Da die Datenqualität der einzelnen Studien sehr variiert, kann auch eine statistische Analyse die Ergebnisse nicht verbessern.[23] So hat sich die Hoffnung der Biostatistiker, dass Metaanalysen eindeutige Daten liefern können, in der Psychopharmakologie bisher leider nicht erfüllt. Es besteht mittlerweile Konsens darüber, dass sie nur einen Teil der medizinischen Evidenz darstellen; denn eine gute Einzelstudie kann einen höheren Erkenntnisgewinn bringen als eine Mischung aus guten und schlechten Studien. Die großen amerikanischen und europäischen Zulassungsbehörden etwa erkennen Metaanalysen nicht als primäre Entscheidungsbasis für die Zulassung eines Arzneimittels an, sondern gründen die Beurteilung auf die Ergebnisse von methodisch adäquat durchgeführten Einzelstudien. Hinzu kommt noch, dass die Parameter, anhand derer in Metaanalysen die Wirksamkeit einer Medikation oder Intervention bestimmt wird, nur selten mit denen der Originaldaten übereinstimmen. Kurz gesagt, jede Studie hat ihre eigenen Zielkriterien, diese aber werden in Metaanalysen miteinander vermischt und damit die Ergebnisse verwässert.[22] Aus diesem Grund gelten Metaanalysen heute nicht mehr als Königsweg, um Aussagen über die Wirksamkeit oder Verträglichkeit eines Medikamentes tatsächlich beurteilen zu können.[20] Sie sind eine Möglichkeit unter vielen und sollen uns Aufschluss darüber geben, warum Studien zu unterschiedlichen Ergebnissen kommen.[23; 24]

Fazit

Trotz aller Kritik an den Metaanalysen und trotz unserer neuen Erkenntnisse über die Wirkung von Placebos bei psychiatrischen Patienten bleibt das Problem der tatsächlichen Beurteilung der Wirksamkeit von Medikamenten bestehen. Ein häufig erwähnter Kritikpunkt ist die Tatsache, dass überwiegend nur solche klinischen Studien veröffentlicht werden, die zu einem positiven Ergebnis kommen. Dieses Problem betrifft allerdings nicht nur die Psychopharmaka, sondern ist generell in allen Bereichen der Medizin zu beobachten. Es ist außerordentlich schwierig, die Wirksamkeit eines Medikamentes zufriedenstellend nachzuweisen. Ob es sich dabei um Restriktionen der Arzneimittelhersteller oder die Publikationspolitik der wissenschaftlichen Zeitschriften handelt, bleibe dahingestellt. International haben die Gesundheitsbehörden auf dieses Problem reagiert und verfügt, dass die Ergebnisse aller durchgeführten klinischen Studien öffentlich zugänglich gemacht werden müssen (über das Internet).

Hinsichtlich der Frage, ob Antidepressiva zu häufig verordnet werden, stellte die Arzneimittelkommission der deutschen Ärzteschaft fest, dass es in den letzten Jahren zu einer erheblichen Zunahme der Verordnungen gekommen ist: Allein in Deutschland haben sie sich zwischen 1993 bis 2006 verdreifacht. Daraus ließe sich einerseits auf eine eher unkritische Verschreibung mit einer Ausweitung des Depressionsbegriffes schließen. Andererseits ist auch zu bedenken, dass es in diesem Zeitraum zahlreiche Aktivitäten sowohl innerhalb der Ärzteschaft (vom Bundesministerium für Bildung und Forschung wurde zu diesem Zweck das «Kompetenznetz Depression» ins Leben gerufen) als auch in der Bevölkerung gab, um die Diagnose zu verbessern, mehr Patienten einer effizienten Behandlung zuzuführen und die soziale Stigmatisierung zu reduzieren.[21] Vor allem die neueren, risikoärmeren Medikamente geben uns die Möglichkeit, auch ältere Patienten mit organischen Erkrankungen gefahrlos einer Behandlung zuzuführen. Auch das könnte zur Ausweitung der Versorgung und zu einem Anstieg der Verordnungen beigetragen haben.[20]

Abschließend kommt die Arzneimittelkommission zu dem Ergebnis, dass es sich bei Antidepressiva um wirksame und hilfreiche Medikamente in der Behandlung der Depression handelt, die in ihrer Wirksamkeit vielen internistischen Medikamenten vergleichbar sind. Der Hinweis auf den hohen Anteil des Placeboeffektes sei kein grundsätzliches Argument gegen den Einsatz und dürfe keinesfalls mit Nichtbehandlung verwechselt werden. Denn er beruht auf der Erwartung einer positiven Wirkung durch das eingenommene Medikament sowie auf den begleitenden und stützenden Gesprächen, die ebenfalls therapeutisch wirksam sind. Allerdings wurde auch darauf hingewiesen, dass bei leichten Depressionen zumindest kurzfristig psychotherapeutische Maßnahmen in Erwägung gezogen werden sollten. Die Arzneimittelkommission schloss ihre Mitteilung mit dem deutlichen Hinweis, dass vor dem Absetzen gut wirksamer Antidepressiva aufgrund der neuen Publikationen gewarnt wird. Insbesondere wenn mit Antidepressiva eine erfolgreiche Prophylaxe gegen Rückfälle bei wiederkehrenden Depressionen durchgeführt wird, ist beim Absetzen mit einem erneuten Krankheitsausbruch zu rechnen. Die rezidivverhütende Wirksamkeit der Antidepressiva ist gut belegt.[21] Auch die Tatsache, dass sich sowohl in Deutschland als auch weltweit die Zahl der Selbsttötungen seit 1980, also etwa seit der Einführung der neueren Antidepressiva, etwa halbiert hat, gilt als Hinweis auf deren Wirksamkeit.[25]

Erhöhtes Suizidrisiko und Antidepressiva

Was ist Suizidalität?

Suizidalität, oder Lebensmüdigkeit, umschreibt einen psychischen Zustand, in dem Gedanken, Phantasien, Impulse und Handlungen darauf ausgerichtet sind, gezielt den eigenen Tod herbeizuführen. Vor allem bei schweren Depressionen ist Suizidalität ein ständiger dunkler Begleiter; aber auch bei anderen psychiatrischen Erkrankungen, etwa bei schizophrenen Psychosen oder bei Persönlichkeitsstörungen, kommt es häufiger zu krisenhaften Situationen mit suizidalen Gedanken und Handlungen. Ebenso können besondere Lebensumstände, etwa die Zuspitzung einer seelischen Entwicklung, in der Verzweiflung und Hoffnungslosigkeit überhandnehmen, zur Selbsttötungsabsicht führen. Menschen mit suizidalen Gedanken erleben sich meistens als innerlich zerrissen und stehen ihrem Wunsch zu sterben häufig ambivalent gegenüber: Einerseits empfinden sie ihr Leben als unerträglich und wollen es beenden, andererseits verspüren viele eine Art Selbsterhaltungstrieb oder haben Furcht vor starken Schmerzen im Rahmen eines Suizidversuchs. Dennoch erscheint ihnen der Suizid (lateinisch für Selbsttötung) als einziger Ausweg.

Suizidalität ist kein einheitlicher Begriff, sondern umfasst ein weites Spektrum von passiven Todeswünschen bis zum vollendeten Suizid. Im Rahmen der «suizidalen Gedanken», der schwächsten Ausprägung der Suizidalität, besteht eine direkte oder indirekte Beschäftigung mit dem eigenen Tod. Der Todeswunsch wird intensiver in Erwägung gezogen, es dominieren Selbsttötungsideen, allerdings ohne Verknüpfung mit entsprechenden Handlungen. Suizidale Gedanken treten häufig auf und sind zumeist vorübergehender Natur. Dennoch sollten sie immer ernst genommen werden. Erschreckenderweise treten auch bei etwa acht Prozent der Kinder und bei mindestens zwanzig Prozent der Jugendlichen suizidale Gedanken auf; Suizide gehören zu den häufigsten Todesursachen im Jugendalter.[26]

Die suizidale Handlung umfasst alle begonnenen, vorbereiteten, abgebrochenen und durchgeführten Versuche, sich das Leben zu nehmen. Diese werden in der Erwartung durchgeführt, sich auf diesem Wege zumindest schwer zu schädigen oder gar zu töten. Dabei liegt die Definition einer Handlung als «suizidaler Handlung» immer bei dem Patienten selbst; denn selbst wenn die gewählte Methode unter keinen Umständen zum Erfolg führen kann (wie etwa mit der Einnahme einer Tablette Valium[R]), wurde ein Suizidversuch unternommen, da im Vordergrund das Bemühen steht, sich zu schaden. Dies trifft auch für eine selbst verletzende Handlung zu (sehr häufig ist das Aufschneiden oder Ritzen der Unterarme), wenn der Betroffene sie selbst als suizidale Handlung benennt. Ist hingegen kein Todeswunsch oder keine Todesabsicht damit verbunden, muss diese Handlung als nichtsuizidale Autoaggression oder Selbstverletzung bezeichnet werden.[27; 28]

Tod durch Suizid gehört zu den häufigen Todesursachen weltweit. Bei Frauen treten suizidale Gedanken und Suizidversuche häufiger auf als bei Männern, mit der höchsten Rate an Suizidversuchen zwischen dem 15. und 30. Lebensjahr. Beim vollendeten Suizid ändert sich dieses Verhältnis jedoch; hier ist die Zahl der Männer etwa dreimal so hoch wie die der Frauen. Ähnlich wie bei den Erwachsenen überwiegen auch im Kindesalter bei den Suizidversuchen die Mädchen und bei den vollendeten Suiziden die Jungen.[26] Neben dieser Geschlechtsabhängigkeit gibt es noch erhebliche regionale Unterschiede, mit einem deutlichen Ost-West-Gefälle innerhalb Europas, ja sogar innerhalb Deutschlands. Die Suizidraten sind in Ungarn, Finnland, den baltischen Staaten und Russland wesentlich höher als in westeuropäischen Ländern. In Deutschland besteht die höchste Suizidmortalität für beide Geschlechter im Freistaat Sachsen, gefolgt vom Bundesland Sachsen-Anhalt, dem Freistaat Thüringen und dem Land Brandenburg.[29]

Suizidalität unter Antidepressiva

Schwere Depressionen gehen mit einem erhöhten Lebenszeitrisiko für Suizid einher: Etwa vierzig Prozent der depressiven Patienten unternehmen einen Suizidversuch, vier bis zehn Prozent sterben durch Selbsttötung.[30] Angesichts dieses hohen Risikos ist es ein ganz wesentliches Ziel sowohl der medikamentösen als auch der psychotherapeutischen Behandlung, die suizidalen Impulse und die Suizidrate zu reduzieren. Dieses Ziel scheint auch erreicht zu werden; denn in zahlreichen Studien aus unterschiedlichen Ländern ließ sich ein Zusammenhang zwischen der Verordnung von Antidepressiva und der Abnahme der Suizidraten beobachten. Obwohl ein solches Zusammentreffen nicht unbedingt einen direkten Beweis dafür liefert, dass Antidepressiva Suizide verhindern können, lässt es sich nur schwer mit der Vermutung vereinbaren, dass Antidepressiva das Suizidrisiko erhöhen.[25]

Es gibt allerdings ein Problem im Rahmen der Behandlung einer Depression, mit dem angehende Mediziner bereits im Studium konfrontiert werden: Unabhängig von der Art der Behandlung ist in den ersten Wochen der Behandlung mit einem erhöhten Suizidrisiko zu rechnen. Besondere Aufmerksamkeit ist in dieser Zeit nötig, da die gewünschte antidepressive Wirkung, nicht nur der Pharmako-, sondern auch der Psychotherapie, oft erst nach zwei bis vier Wochen eintritt. Unerwünschte Nebenwirkungen hingegen werden unter Umständen sofort spürbar.

Es gehört zum Krankheitsbild der Depression, dass Veränderungen in Befinden und Umwelt der Patienten äußerst negativ und als Ausdruck der Hoffnungslosigkeit der Situation interpretiert werden. Auch leichtere Nebenwirkungen wie Mundtrockenheit, Kopfschmerzen oder Übelkeit, wie sie zu Beginn einer medikamentösen Behandlung häufig auftreten, werden von Patienten im Rahmen der depressiven Erkrankung als Zeichen einer dramatischen Verschlechterung missverstanden. Bei schwer Erkrankten genügen oft auch kleinste Anlässe als Anstoß zur Ausführung suizidaler Handlungen.

Diese Latenz zwischen dem Behandlungsbeginn und der Verbesserung der sogenannten Zielsymptome, worunter Stimmung, Schlaf, vegetative Begleiterscheinungen und in diesem Rahmen auch die Suizidalität fallen, ist genau die kritische Phase. Viele depressive Patienten sind im Rahmen ihrer Erkrankung psychomotorisch gehemmt und damit gar nicht in der Lage, suizidale Gedanken in die Tat umzusetzen. Vor allem stimulierende Antidepressiva können die sogenannte depressive Hemmung reduzieren, noch ehe die Stimmung gebessert und die suizidalen Gedanken vermindert werden. Damit erlangen die Patienten die nötige Energie, um den Impulsen nachzugeben und so ihren Todeswunsch in die Tat umzusetzen. Dieses Problem ist seit Langem bekannt und war bereits ein anerkanntes Risiko im Rahmen von Elektrokrampfbehandlungen.[25; 31]

Seit einigen Jahren wird eine vehemente Diskussion darüber geführt, ob Antidepressiva suizidale Gedanken und Impulse auslösen, die vorher nicht vorhanden waren. Der Ausgangspunkt für diesen Verdacht war die Beobachtung, dass bei Kindern und Jugendlichen unter Behandlung mit selektiven Serotonin-Wiederaufnahmehemmern (z. B. Fluoxetin, Paroxetin) zu Beginn der Behandlung gelegentlich vermehrt Ängstlichkeit, Aggressivität und auch Selbsttötungstendenzen auftraten. Nach einer neuerlichen Bewertung aller Studien und unveröffentlichter Daten, die in den USA für die Zulassung dieser Substanzen eingereicht worden waren, wurde die Datenlage hinsichtlich der Suizidalität von der amerikanischen Zulassungsbehörde Food and Drug Administration (FDA) als besorgniserregend eingestuft. Die Behörde griff 2004 zu einer für sie ungewöhnlichen Maßnahme, denn sie forderte die Herstellerfirmen auf, in ihren Fachinformationen an Ärzte und Patienten in einer «Black Box» Warnhinweise für die erhöhte Suizidalität bei Kindern und Jugendlichen aufzunehmen. Diese Hinweise waren verbunden mit der Empfehlung einer besonders sorgfältigen und engmaschigen Betreuung, vor allem in den ersten Wochen der Behandlung oder zum Zeitpunkt einer Veränderung der Dosis der Medikation.

Zeitgleich wurden auch die Europäischen Gesundheitsbehörden aktiv und bewerteten einige neuere Antidepressiva bei Kindern und Jugendlichen wegen fehlender eindeutiger Wirksamkeitsbelege für diese Altersgruppe und aufgrund des Verdachts steigender Selbsttötungstendenzen als negativ. Lediglich für Fluoxetin wurde aufgrund der vorliegenden Daten, trotz einer gering erhöhten Suizidneigung, eine positive Bewertung abgegeben. Sie war allerdings verbunden mit dem Hinweis, dass der Einsatz bei Kindern und Jugendlichen deutlich eingeschränkt werden solle.[32] Obwohl die Bedenken anfänglich vor allem die selektiven Serotonin-Wiederaufnahmehemmer betrafen, wurden die Vorbehalte zunehmend generalisiert und auch die anderen Antidepressiva in Frage gestellt. Nun schienen plötzlich nicht nur Kinder und Adoleszente, sondern auch Erwachsene ein erhöhtes Risiko zu haben.[31]

Eine Welle der Verunsicherung ergriff die Kinder- und Jugend- und letztendlich auch die Erwachsenenpsychiatrie. Die Ergebnisse wurden von den Medien aufgegriffen und entsprechend kommentiert, etwa mit Headlines wie dieser: «Wenn Tabletten Patienten in den Selbstmord treiben» (www.welt.de). Was war passiert – hatten wir uns zu gutgläubig auf den Erfolg der Antidepressiva auch bei Kindern und Jugendlichen verlassen? Nicht nur bei Erwachsenen, auch bei Kindern und jungen Patienten war seit vielen Jahren ein Rückgang der Suizidzahlen zu verzeichnen gewesen, genau seit dem Zeitpunkt, ab dem diese Medikamente verstärkt zum Einsatz gekommen waren, und stets war der Erfolg der medikamentösen Behandlung zugesprochen worden.[33; 34]

Was tun? Sollte auf den Einsatz von Antidepressiva bei Jugendlichen generell verzichtet werden, wie von manchen Organisationen empfohlen? Depressionen und Angststörungen betreffen, wie gesagt, nicht nur Erwachsene, sondern auch Kinder und Jugendliche. Etwa drei bis zehn Prozent von ihnen sind betroffen, zum Teil auch mit sehr schweren Formen der Erkrankungen, die Wachstum und Entwicklung deutlich negativ beeinflussen. Es kommt nicht nur zum Abfall schulischer Leistungen, sondern auch zu erheblichen Störungen innerhalb der Familie sowie im sozialen Umfeld. Freundschaften werden beendet oder erst gar nicht geschlossen, die Kinder und Jugendlichen ziehen sich zunehmend zurück, die sprachliche und intellektuelle Entwicklung wird häufig verzögert. Und, besonders schwerwiegend, oft treten suizidale Gedanken auf, die dann suizidale Handlungen nach sich ziehen.[34]

Der Beginn der Pubertät sowie der häufig in dieser Zeit beginnende Konsum von Drogen stellen ein besonderes Risiko dar, aber auch Schul- oder familiäre Probleme tragen zur Verstärkung bei. Natürlich ist in diesen Fällen die psychotherapeutische Betreuung mit all ihren Möglichkeiten besonders indiziert, nur wird diese nicht immer ausreichen, um die seelische Verdüsterung aufzuhellen und Ängste und Zwangsvorstellungen zu mildern,[35] so dass man eine zusätzliche Intervention mit Medikamenten in Betracht ziehen muss.

Leider ist die Wirksamkeit von Antidepressiva bei Kindern und Jugendlichen nur sehr begrenzt nachgewiesen und wohl insgesamt unbefriedigend. Lediglich für einige Substanzen wie Fluoxetin, und mit Einschränkungen auch für Citalopram und Sertralin, liegen Ergebnisse aus klinischen Studien vor. Doch die Wirkung ist bei diesen Patienten nur geringfügig besser als die von Placebos.[36] Unter Berücksichtigung der offensichtlich eingeschränkten Wirkung gewannen die zunehmenden Hinweise auf suizidale Gedanken und selbstschädigende Handlungen an Gewicht. Sowohl die zahlreichen Warnungen der Gesundheitsbehörden als auch die Verunsicherung seitens der Therapeuten und Eltern trugen dazu bei, dass infolgedessen, vor allem zwischen 2004 und 2006, die Verordnungen der Serotonin-Wiederaufnahmehemmer für Kinder und Jugendliche weltweit, besonders aber in den USA, um etwa zwanzig Prozent abnahmen. Allerdings blieb der erwartete Effekt aus. Im Gegenteil, in vielen Ländern, vor allem in den USA und den Niederlanden, stieg bereits im folgenden Jahr die Rate der kindlichen Suizide wieder deutlich an.[37] Auch zeigte sich, dass die Suizidraten bei den medikamentös behandelten Kindern und Jugendlichen deutlich geringer ausfielen als bei den nicht medikamentös behandelten. Zudem waren auch die Methoden, mit denen die Selbsttötungen ausgeführt wurden, bei den behandelten Kindern weniger aggressiv.[38]

In den vergangenen sechs Jahren wurden zahlreiche Untersuchungen durchgeführt, bereits publizierte Befunde neu berechnet und auch nicht publizierte Daten mit einbezogen. Die Ergebnisse waren nach wie vor nicht einheitlich. Fasst man jedoch alle Daten zusammen und berücksichtigt dabei auch alle Vorsichtsmaßnahmen, so stellt sich die Lage heute so dar, dass bei Kindern und Jugendlichen während der ersten Monate einer Behandlung mit selektiven Serotonin-Wiederaufnahmehemmern, aber auch mit anderen Antidepressiva, eine Zunahme suizidaler Gedanken und feindseligen Verhaltens, nicht aber der Selbsttötungen auftreten kann.[39] In einer Neubewertung der Daten kam die FDA zu dem Ergebnis, dass bis zu drei von hundert Kindern unter der Behandlung Selbstmordgedanken entwickeln. Keiner der jungen Patienten setzte die Absicht jedoch in die Tat um.[40] Nicht zuletzt aufgrund dieser Ergebnisse verzichtete die amerikanische Gesundheitsbehörde auf ein Verbot dieser Substanzen bei Kindern und Jugendlichen.

Dennoch sollten die Vorsichtsmaßnahmen auch auf junge

Erwachsene bis 25 Jahren ausgedehnt werden, da die Suizidalität bei Behandlung mit Antidepressiva auch in dieser Altersgruppe noch erhöht zu sein scheint. Interessanterweise sind davon nicht die depressiven Patienten betroffen, sondern vor allem jene, die die Medikamente nicht gegen eine Depression, sondern gegen andere psychische Störungen eingenommen haben. Keine erhöhte Gefährdung besteht in der Altersgruppe zwischen 25 und 64 Jahren, und bei älteren Patienten war das Risiko sogar verringert, das heißt, die Antidepressiva wirken protektiv (schützend) gegen Suizidalität.[41]

Noch gibt es keine schlüssige Erklärung dafür, was die Impulse für Selbsttötung bei jungen Menschen erhöhen könnte und warum gerade in dieser Altersgruppe andere Effekte als später oder bei Senioren auftreten. Denkbar wäre, dass die bei stimulierenden Antidepressiva anfangs häufig zu beobachtende Agitiertheit dabei eine Rolle spielt. Auch andere Nebenwirkungen, wie leichter Schwindel oder Kopfschmerzen, verschlechtern die subjektive Befindlichkeit und vermitteln den Kindern das Gefühl, dass sich die Situation verschlimmert, statt sich zu bessern. Es wurde auch darüber spekuliert, dass manche Kinder erst über suizidale Gedanken sprechen, sobald es ihnen besser geht, obwohl sie vorher schon vorhanden waren. Auch das wiederholte Nachfragen nach Suizidalität könnte die Äußerungen provozieren, da damit eine erhöhte Aufmerksamkeit verbunden ist.[41]

Fazit

Mittlerweile hat sich die Situation wieder beruhigt, und wir alle, Fachleute und Patienten sowie deren Angehörige, sind auf den Boden der Tatsachen zurückgekehrt. Im Gegensatz zu den Ergebnissen bei Kindern ist bei Erwachsenen sowohl die antidepressive als auch die rückfallverhütende Wirkung der Antidepressiva deutlich belegt. Weitgehend parallel zum Abklingen der depressiven Symptomatik weichen auch die suizidalen Gedanken und Impulse.[42] Bei der Verabreichung stimulierender Antidepressiva sollte trotzdem auch bei Erwachsenen, zumindest zu Beginn der Behandlung, das Suizidrisiko beachtet werden. Doch dieses Risiko ist nicht neu, sondern die besondere Beobachtung in den ersten Wochen Teil der normalen Behandlung. Bei besonders gefährdeten Patienten wären eher sedierende Antidepressiva vorzuziehen, obwohl dafür keine empirische Bestätigung vorliegt.

Was Kinder und Jugendliche betrifft, wurden die letzten Jahre zu klinisch fundierten Studien genutzt. Vor allem hat man Vergleiche zwischen Verhaltenstherapien mit und ohne zusätzliche medikamentöse Behandlung durchgeführt. Die Ergebnisse waren eindeutig: Die Kombination aus Psychotherapie und medikamentöser Behandlung war jeweils einer Monotherapie überlegen.[43; 44] Daher wäre es sicher riskant und auch fahrlässig, Kinder und Jugendliche, die schwer erkrankt sind, nicht medikamentös zu behandeln.

Dennoch, der zum Teil großzügige Umgang mit diesen Substanzen sollte mit Sicherheit überdacht werden, unabhängig davon, ob es sich um Kinder, Jugendliche oder Erwachsene handelt. Auch wenn wir mit den heutigen Antidepressiva in etwa 65 Prozent der Fälle die Symptome der Depression gut und auch sicher behandeln können,[25] muss man sich immer vergegenwärtigen, dass es sich dabei um ausgesprochen wirksame Substanzen handelt, die mehr bewirken, als nur «die Laune zu heben». Verstimmungszustände sind keine Krankheit, denn Stimmungsschwankungen gehören zu den Hochs und Tiefs des Alltags. Zumeist gehen sie auf konkrete Beeinträchtigungen und ihre sozialen Folgen zurück, auch wenn diese unbewusst bleiben. Die Verarbeitung von Problemen, auch der Umgang mit Trauer, sind Teil unseres Lebens und ein wesentlicher Bestandteil unserer Persönlichkeit. Diese Prozesse sollten auch nicht mit Beruhigungsmitteln «ausgeglichen» werden. Überforderung, Übermüdung und Stress sind keine Indikation für die sofortige Verordnung von Medikamenten, die den Schlaf fördern oder die Stimmung aufhellen. Der Griff zur Pille wäre in diesen Fällen kaum von Nutzen, denn mittlerweile ist bekannt, dass Antidepressiva bei Gesunden kaum positive Effekte haben, sondern überwiegend negative in Form von Nebenwirkungen. Nicht zuletzt dies könnte eine der Ursachen dafür sein, dass Antidepressiva häufig schlecht beurteilt werden: «Sie nützen ja ohnehin nicht, mir geht es schlechter als vorher.»

Immerhin gibt es klare, international anerkannte standardisierte Richtlinien, wie eine Depression zu diagnostizieren ist, und daran sollten wir uns halten. Andererseits wäre es mit Sicherheit fahrlässig, eine vorliegende Depression nicht zu behandeln, nur weil sie nicht gleich die schwerstmögliche Form darstellt. Aus jeder leichten Depression kann sich eine besonders schwere Krankheit entwickeln. Das Ziel sollte aber bleiben, die Krankheit zu behandeln und nicht die Traurigkeit.[45]

Substanzen zur Behandlung von Psychosen: Antipsychotika

Psychosen sind ein Sammelbegriff für schwere psychische Erkrankungen, die dadurch gekennzeichnet sind, dass ein struktureller Wandel im Erleben des Betroffenen zu gravierenden Störungen im Bezug zur Umwelt führt. Dabei erreicht die Beeinträchtigung der seelischen Funktionen ein so großes Ausmaß, dass die Fähigkeit, den üblichen Lebensanforderungen zu entsprechen, deutlich vermindert ist. Psychosen können sowohl durch nachvollziehbare körperliche Schäden wie zum Beispiel Tumoren, Infektionen, Verletzungen, Stoffwechselstörungen, Alkohol- oder Drogenmissbrauch (organische Psychose), aber auch durch schwere Traumata (reaktive Psychose) hervorgerufen werden. Eine endogene Psychose ist durch keine organische Schädigung begründbar. Hierzu gehören als häufigste Formen die Schizophrenie und die manisch-depressive Erkrankung.

Schizophrene Psychosen

Schizophrenie ist eine der schwerwiegendsten Erkrankungen der Psychiatrie und geht mit einem grundlegenden Wandel des eigenen Erlebens und der Beziehung zur Außenwelt einher. Obwohl die intellektuellen Fähigkeiten zumindest zu Beginn der Erkrankung meist nicht gravierend beeinträchtigt sind, können sich bei ungünstigem Verlauf der Erkrankung neben überdauernden Einschränkungen der emotionalen Fähigkeiten auch kognitive Defizite entwickeln und zu erheblichen Einbußen der Lebensqualität sowie zur Berufsunfähigkeit führen. Unter dem Begriff «Schizophrenie» verbirgt sich ein komplexes Krankheitsbild, bei dessen Entstehung verschiedene Faktoren in unterschiedlichem Ausmaß beteiligt sind, wodurch sie auch die erheblichen Varianzen in der Symptomatik und im therapeutischen Ansprechen erklären.

Die Krankheit ist gekennzeichnet durch vielgestaltige psychopathologische Symptome und bietet ein buntes, heterogenes Bild. Oft stehen für den Laien «charakteristische» Zeichen der Erkrankung wie Wahn und Sinnestäuschungen (Halluzinationen) im Vordergrund. Wichtige Symptome der Erkrankung sind aber vor allem auch die weniger auffälligen und oft diskret auftretenden Symptome wie Störungen des Denkens, des Fühlens, der Motorik und des Bezugs zur eigenen Person. Der Erkrankte nimmt sich und seine Stellung in der Umwelt verändert wahr, er fühlt sich zerrissen, bedroht, Stimmen begleiten seine Handlungen und Gedanken, jedes Geschehen der Welt bezieht sich auf ihn und enthält eine für ihn besondere Botschaft. Angst und Niedergeschlagenheit breiten sich aus, der Kontakt mit der Umwelt nimmt ab, das Erleben und Verhalten der Patienten ist für die Umwelt nicht mehr nachvollziehbar, was die Isolation noch erhöht. Die Einheit des Gedankenganges zerreißt, indem Zusammengehöriges getrennt und Nichtzusammengehöriges vereint wird. Damit wird das Denken unlogisch, unklar und wirkt unsinnig. Aber nicht nur Gedanken werden zerrissen, auch optische und akustische Eindrücke werden ebenso falsch interpretiert und falsch verknüpft wie die Gedanken.

Epidemiologische Untersuchungen haben gezeigt, dass unabhängig von der ethnischen oder sozialen Zugehörigkeit etwa ein Prozent der Bevölkerung im Laufe des Lebens an Schizophrenie erkrankt. Das Vollbild der Erkrankung manifestiert sich meistens in der späten Adoleszenz oder im frühen Erwachsenenalter und tritt bei Männern und Frauen gleich häufig auf. Allerdings erkranken Frauen im Durchschnitt drei bis fünf Jahre später als

Männer und weisen häufig einen nicht so schwerwiegenden Krankheitsverlauf wie die männlichen Patienten auf.

Vor allem im Hinblick auf die Prognose und das Ansprechen auf die Behandlung hat sich in den letzten Jahren die Unterteilung in positive sowie negative Symptome durchgesetzt. Unter Positivsymptomatik werden diejenigen Symptome bezeichnet, die bei Gesunden im Allgemeinen nicht vorkommen, also «aufgelagert» sind, wie Wahnvorstellungen, Halluzinationen oder formale Störungen des Denkens. Bei der Negativsymptomatik handelt es sich um Eigenschaften des Verhaltens, die bei schizophrenen Patienten im Vergleich zu Gesunden nicht oder vermindert vorkommen, wie Antriebsmangel und Affektarmut bis zur völligen Verflachung des Affektes, Verminderung abstrakten Denkens sowie Verlust von Interesse und Initiative, verbunden mit sozialem Rückzug. Dabei muss darauf hingewiesen werden, dass Positiv- und Negativsymptomatik keine voneinander unabhängigen Symptomenkomplexe darstellen, sondern auch gemeinsam, aber in unterschiedlicher Ausprägung vorkommen.[46]

Angriffspunkte der Antipsychotika

Antipsychotika normalisieren die Informationsübertragung, indem sie das Gleichgewicht der Botenstoffe wiederherstellen. Obwohl die meisten der Substanzen zahlreiche Botenstoffe und Systeme im Gehirn beeinflussen, steht für deren antipsychotische Wirksamkeit der Botenstoff Dopamin im Zentrum. Vor allem in der Entstehung der sogenannten positiven Symptome wie Wahn oder Halluzinationen, aber auch bei Feindseligkeit, Aggressivität und Erregtheit spielt ein Überschuss von Dopamin bzw. eine gesteigerte Weiterleitung des Signals eine wichtige Rolle.

Dopamin ist ein sehr wichtiger Botenstoff und gehört zur Gruppe der Katecholamine. Seine Nervenzellen und Kerngebiete befinden sich sozusagen in der Mitte des Gehirns und erreichen von dort aus alle weiteren Regionen. Dopamin reguliert die Vigilanz (Wachheit) und Aktivität, steuert Aggressivität und Erregung. Der Botenstoff steigert die Wahrnehmungsfähigkeit erheblich. Bei Gesunden werden nur etwa zehn Prozent der eingehenden Reize weiterverarbeitet und mithin auch bewusst, der Rest wird ausgeblendet. Bei einer Überaktivität des Dopaminsystems, wie es bei einer akuten Psychose der Fall ist, findet eine Überflutung mit Reizen statt, weil die Filtermechanismen versagen. Diese Steigerung der Wahrnehmungsfähigkeit ist wohl einer der Mechanismen, um zu erklären, wie psychotisches Wahnerleben und Halluzinationen entstehen.

Dopamin ist aber auch an der Steuerung des extrapyramidalen Systems (EPMS) beteiligt. Dabei handelt es sich um ein Netzwerk aus Nervenzellen und Nervenbahnen, in dem sich alle Steuerungsvorgänge der Bewegung wiederfinden. Bei Schädigungen in diesem System oder bei funktioneller Beeinträchtigung durch Botenstoffe oder Medikamente kommt es zu stark gesteigerten oder gehemmten Bewegungsabläufen. Dieses klinische Bild ist gut bekannt, da auch im Rahmen der Parkinson-Krankheit ein Mangel an Dopaminsignalen im extrapyramidalmotorischen System zu schweren Störungen der Bewegung führt. Die Spannung der Muskulatur, auch die der Gesichtsmuskeln, verstärkt sich (siehe Abschnitt «Extrapyramidalmotorische Nebenwirkungen»). Vor allem die älteren, klassischen Antipsychotika (wie Haloperidol) zeigen eine hohe Affinität für die Dopaminrezeptoren in diesem System, blockieren die Bindungsstellen und machen sie damit unerreichbar für den körpereigenen Botenstoff. Dadurch entsteht ein sogenannter funktioneller Mangel an Dopamin, und infolgedessen kommt es zu den motorischen Störungen.

Große Fortschritte in der Therapie wurden in den 1990er Jahren durch die Entwicklung der neueren Antipsychotika, der sogenannten Atypika, erreicht (z. B. Clozapin, Olanzapin, Risperidon). Sie werden als Atypika bezeichnet, weil sie sich vor allem hinsichtlich der extrapyramidalmotorischen Nebenwirkungen «atypisch» verhalten, haben jedoch noch einige andere Besonderheiten. Auch diese Substanzen wirken am Dopaminsystem, jedoch bevorzugt in anderen Regionen des Gehirns und auch auf andere Untergruppen der Rezeptoren, als dies bei der ersten Generation der Antipsychotika der Fall war. Störungen im Bewegungssystem werden dadurch zwar nicht völlig verhindert, kommen aber insgesamt sehr selten vor.

Antipsychotika wirken nicht nur auf den Botenstoff Dopamin, sondern beeinflussen zahlreiche andere Systeme, was, abgesehen von der antipsychotischen Wirkung, zu erheblichen Unterschieden zwischen den Substanzen führt. Bei einigen Substanzen sind diese «Nebeneffekte» ausgeprägter als die antipsychotische Wirkung. Manche haben eine antihistaminische Wirkung (Histamin ist unter anderem ein wichtiger Botenstoff für allergische Vorgänge), manche wirken gegen Übelkeit und Erbrechen. Substanzen mit diesen dominierenden Effekten werden vor allem außerhalb der Psychiatrie, sowohl in der inneren Medizin als auch in der Dermatologie und der Anästhesie, eingesetzt. Vor allem die Atypika haben ein breites Wirkungsspektrum. Sie interagieren sehr häufig mit Serotonin-, Azetylcholin- und Noradrenalinrezeptoren, was sowohl gewollte, leider aber auch unerwünschte Begleiteffekte zur Folge hat.[12; 47]

Vor allem wegen der ausgeprägt beruhigenden Wirkung und der Blockierung der psychotischen Spannungen wurden Antipsychotika früher, und zum Teil auch noch heute, als Neuroleptika bezeichnet (Neurolepsie: Dämpfung oder Blockierung vegetativer Reflexe und psychischer Spannungen durch Arzneimittel oder Hypnose).

Klinische Anwendungsgebiete der Antipsychotika

Antipsychotika lindern oder beseitigen Symptome, die das psychotische Erleben prägen. Dazu gehören Sinnestäuschungen (Halluzinationen: Wahrnehmung von Signalen von innen oder außen ohne entsprechenden Reiz) sowie Wahnsymptome (krankhafte, falsche Beurteilung der Realität, die nicht korrigierbar ist), aber auch psychotisches Misstrauen und sozialer Rückzug. Antipsychotika helfen, die Gedanken logisch zu ordnen und den drängenden Gedankenfluss zu reduzieren: Damit wird die Sprache wieder verständlich. Die quälende innere Unruhe, die Anspannung, aber auch Feindseligkeit und Aggressionen werden reduziert, durch den Patienten selbst nicht mehr steuerbare Erregungszustände verhindert. Die ziellose, ungerichtete motorische Aktivität lässt nach, der Patient kommt zur Ruhe. Auch die Störung im Gefühl des eigenen Umwelterlebens, das Gefühl, von außen gesteuert und manipuliert zu werden, das Gefühl, sich selbst oder die Umgebung verändert und unwirklich zu empfinden (psychotische Ichstörungen), werden deutlich reduziert.

Antipsychotika werden nicht ausschließlich zur Behandlung von schizophrenen Psychosen eingesetzt, wie immer wieder angenommen wird. Viele der Symptome, die bei schizophrenen Psychosen vorkommen, lassen sich auch bei anderen psychiatrischen Erkrankungen beobachten. So entwickeln schwer depressive Patienten häufig die krankhafte Überzeugung, dass sie durch ihr Vergehen die Familie in Armut und ins Unglück stürzen würden (Verarmungswahn, Versündigungswahn). Auch bei chronischer Alkoholabhängigkeit oder anderen Erkrankungen mit schwerer Schädigung des Gehirns kommt es gelegentlich zur Entwicklung eines Wahns. Äußerste Erregtheit und schwere innere Anspannung sind ein klassisches Symptom einer akuten Manie oder einer schizophrenen Psychose, kommen aber auch im Rahmen von Persönlichkeitsstörungen oder Schädigungen des Gehirns vor. Somit wird verständlich, warum das «Indikationsgebiet» für Antipsychotika sehr breit gefächert ist: Behandelt wird immer das Symptom, die aktuelle Ursache oder die Diagnose sind dafür unerheblich.

Aufgrund ihrer sedierenden und angstlösenden Komponente werden Antipsychotika auch als Beruhigungs-, Schlafmittel oder in niedrigen Dosen als Anxiolytikum (Angstlöser) verordnet. Dieses Vorgehen gerät allerdings häufig in die Kritik, vor allem wenn es Bewohner von Altenheimen betrifft (*Focus:* «Heimbewohner häufig ruhiggestellt»). Der Vorwurf sowohl der Medien als oft auch der Öffentlichkeit ist immer der Gleiche: Die Patienten würden nur ruhiggestellt, damit die Pflege einfacher wird. Ob dies tatsächlich die primäre Motivation für die Verordnung von Antipsychotika in Altenheimen ist, lässt sich ohne genaue Kenntnis der jeweiligen Situation nur schwer beurteilen. Jedem, der bereits Kontakt mit alten, psychisch kranken oder dementen Patienten hatte, ist die schwierige Situation bestens bekannt: Viele neigen zu schweren Erregungszuständen, die nicht nur für die Mitbewohner, sondern auch für sie selbst erhebliche Folgen haben können. Aufgrund der Schädigung des Gehirns kann oft nur ein Antipsychotikum sie zur Ruhe bringen. Andere Beruhigungsmittel, wie Benzodiazepine, lösen bei zerebralen Schädigungen gelegentlich eine paradoxe Reaktion mit noch mehr Erregung aus. Allerdings sollten sowohl die Dosis des Antipsychotikums als auch die Dauer der Anwendung auf einem Minimum gehalten werden. Gemeinsam ist allen Antipsychotika eine Verstärkung der Wirkung von zentraldämpfenden Substanzen wie Alkohol, Narkosemitteln, Analgetika, Hypnotika, Sedativa und Antihistaminika.

Die Wahl des geeigneten Antipsychotikums

Antipsychotika sind eine chemisch heterogene Gruppe von Pharmaka mit antipsychotischem Wirkungsschwerpunkt und unterschiedlichem zusätzlichen Wirkungs- oder Nebenwirkungsprofil. Für den klinischen Alltag hat sich eine Einteilung nach der antipsychotischen Wirksamkeit oder nach ihren atypischen Eigenschaften bewährt.

Vor allem bei den älteren Substanzen, den klassischen Antipsychotika, besteht eine gegenläufige Beziehung zwischen antipsychotischer Wirkung und ausgeprägter Sedierung. Daher hatte man sie früher in «hochpotente» Antipsychotika mit geringer Sedierung und in «niederpotente» Antipsychotika mit starker Sedierung eingeteilt. Dieses Verfahren ist klinisch durchaus relevant, denn so lässt sich je nach dem zu behandelnden Zielsymptom das geeignete Präparat auswählen.

Bei akuten Psychosen mit ausgeprägter Positivsymptomatik (Wahn und Halluzinationen) wird man sich für eine hochpotente Substanz entscheiden. Steht die Sedierung im Vordergrund, wie bei stark erregten Patienten, kommt ein niederpotentes Antipsychotikum zum Einsatz. Bei einer akuten Psychose mit ausgeprägten Positivsymptomen und starker Erregung kommt häufig eine Kombination zur Anwendung, das heißt eine hochpotente Substanz (wie Haloperidol) zusammen mit einer eher sedierenden, niederpotenten Substanz (z. B. Levomepromazin).

Diese Einteilung in überwiegend antipsychotische oder überwiegend sedierende Substanzen lässt sich bei den Atypika nicht mehr anwenden. Auch wenn es bei diesen neueren Medikamenten erhebliche Unterschiede, vor allem im Ausmaß der Sedierung gibt, besteht keine Beziehung zwischen der antipsychotischen Wirksamkeit und der Sedierung.

Die Atypika haben gegenüber den klassischen Antipsychotika einige Vorteile, aufgrund derer ihre Anwendung in den letzten Jahren deutlich zugenommen hat. Die positiven Symptome ließen sich schon mit den älteren Substanzen gut behandeln. Doch die Negativsymptomatik, verbunden mit sprachlicher Verarmung, sozialem Rückzug, Veränderungen der Emotionen und auch mit kognitiven Defiziten, war durch die klassischen Antipsychotika kaum zu beeinflussen. Im Gegenteil, je höher hier die Dosierung gewählt wurde, um auch diese Symptome zu verbessern, desto schwerwiegender wurden sie. Gerade in der Behandlung der Negativsymptomatik zeigt sich die Überlegenheit mancher Atypika, denn bei vielen Patienten bessert sich die Stimmung, sie werden wieder zugänglicher, entkommen der sozialen Isolation, und auch die kognitiven Leistungen verbessern sich erheblich. Die Ursache dafür ist sicherlich in dem breiten Wirkspektrum dieser Substanzen zu suchen. Die meisten von ihnen wirken, ebenso wie Antidepressiva, auf Serotoninrezeptoren und zeigen daher positive Effekte in Bezug auf Emotionen, die soziale Kommunikationsfähigkeit und die kognitiven Leistungen. Infolgedessen und auch durch die Tatsache, dass kaum extrapyramidalmotorische Nebenwirkungen auftreten, verbessert sich die Lebensqualität psychotischer Patienten erheblich.

Allerdings tritt weder bei den klassischen Antipsychotika noch bei den Atypika die antipsychotische Wirkung sofort, sondern mit einer Latenz von Tagen bis Wochen ein. Ähnlich wie bei den Antidepressiva sind die uns heute bekannten Angriffspunkte im Gehirn nur die sogenannten ersten Kontaktstellen. Dopamin- und auch andere Rezeptoren werden blockiert, und damit wird eine Reaktionskette ausgelöst, die zur «Normalisierung des Stoffwechsels» führt. Netzwerke werden neu geschaltet, und die Interaktion der Botenstoffe wird neu reguliert. Im Gegensatz dazu tritt der sedierende Effekt sehr rasch ein, das heißt, sobald die Substanz das Gehirn erreicht hat. Wie auch bei den Antidepressiva sind Nebenwirkungen viel rascher zu beobachten als die erwünschte Wirkung.

Nebenwirkungen

Schon aufgrund der zahlreichen Angriffspunkte dieser Substanzen ist auch ein breites Spektrum an Nebenwirkungen zu erwarten. Die Beeinflussung der unterschiedlichen Rezeptoren hat eine Reihe von klinischen Konsequenzen, wie Sedierung,

Schwindel, Mundtrockenheit, Störung der Akkommodation der Augenmuskeln (Anpassung der Linse an Entfernung und Lichtverhältnisse) mit vorübergehendem Verlust der Sehschärfe, Herzrasen, Veränderungen des Blutbildes oder hormonelle Veränderungen. Darüber hinaus haben beide Gruppen, sowohl die klassischen Antipsychotika als auch die Atypika, schwerwiegende unerwünschte Wirkungen, die eine besondere Beachtung erfordern: die extrapyramidalmotorischen Nebenwirkungen (klassische Antipsychotika) und Gewichtszunahme, verbunden mit Veränderungen des Glukose- und Fettstoffwechsels (Atypika).

Extrapyramidalmotorische Nebenwirkungen

Über viele Jahre hinweg war die Therapie mit einem Antipsychotikum eng an extrapyramidalmotorische Nebenwirkungen gekoppelt. Obwohl die Entwicklung der Antipsychotika in den 1950er Jahren wie eine Erlösung wirkte und die psychiatrische Behandlung von Grund auf revolutionierte, hatte diese Behandlung auch ihren Preis. Die für jedermann sichtbaren Effekte auf das extrapyramidalmotorische System ließen die Patienten in schweren Fällen wie steife, ungelenke Puppen wirken: die Arme an den Körper angewinkelt, nur zu kleinen Schritten fähig, mit zitternden Händen und maskenartigem Gesicht. Gerade diese unerwünschten Wirkungen sind heute noch im Bewusstsein der meisten Menschen verankert und eine der Ursachen für die oft kategorisch ablehnende Haltung: «Psychopharmaka erschlagen die Menschen mit der chemischen Keule, stecken sie in Zwangsjacken und machen ‹Zombies› aus ihnen.»

Vor allem zu Beginn der Behandlung treten bei einigen Patienten Muskelverkrampfungen im Bereich der Augen, des Mundes oder des Halses auf. Dies sieht sehr dramatisch aus und wird bei den meisten Patienten wie auch bei deren Angehörigen sicher Angst auslösen, lässt sich aber durch ein Gegenmittel schnell beheben. Nach einigen Wochen kann dann ein sogenanntes Parkinsonoid entstehen, geprägt durch Bewegungsarmut der Körper- und Rumpfmuskulatur sowie auch der mimischen Muskulatur, zum Teil mit Speichelfluss und missmutiger Gestimmtheit. Die Bewegungsfähigkeit des Patienten kann weitgehend zum Erliegen kommen. Dieses klinische Bild wird aufgrund seiner Ähnlichkeit zu den Symptomen einer Parkinson-Erkrankung als Parkinsonoid bezeichnet. Bei manchen Patienten kommt es zu einem Unruhegefühl in den Beinen, insbesondere beim Sitzen und Stehen. Das Parkinsonoid indessen kann durch ein Gegenmittel zwar deutlich abgeschwächt, jedoch nicht vollständig aufgehoben werden. Eine Besserung der Symptomatik lässt sich unter Umständen durch Dosisreduktion erreichen oder besser noch durch den Wechsel zu einem anderen Antipsychotikum. Bei einem kleinen Teil der Patienten, die unter langer Behandlung mit den klassischen Antipsychotika stehen, sind diese Bewegungsstörungen eventuell auch von Dauer (Spätdyskinesien) und dann sehr schwer zu behandeln.

Durch die mittlerweile überwiegend verordneten Atypika wurden die extrapyramidalmotorischen Nebenwirkungen sehr zurückgedrängt. Dadurch hat sich nicht nur die Lebensqualität der Patienten gebessert, sondern auch «das Erscheinungsbild». Wer möchte schon gerne auf der Straße als jemand erkannt werden, der «Antipsychotika» einnimmt?

Vor allem die beschriebenen Nebenwirkungen sind die Ursache dafür, dass viele Ärzte und Patienten heute einer Behandlung mit Atypika den Vorzug geben. Doch auch Atypika haben eine Nebenwirkung, die den Einsatz eventuell limitiert: Veränderungen des Gewichts und der Stoffwechselfunktion (siehe Kapitel «Psychopharmaka und Gewicht»).

Gute und effiziente Behandlung

Führt man sich die schwerwiegenden Symptome von Psychosen vor Augen, die in ihrer Akuität nicht nur die Patienten selbst, sondern auch deren Umgebung in Atem halten können, dann wird vielleicht besser verständlich, dass akut psychotische Patienten schon immer eine große Herausforderung darstellten. Vielfach wusste man sich nicht anders zu helfen, als sie zu fesseln, zu schlagen, einzusperren oder, wie dann später praktiziert, mit unterschiedlich ausgelösten Krampfanfällen oder Medikamenten irgendwie zur Ruhe zu bringen.

Dieses Bild hat sich vollständig gewandelt. Gerade mit den uns zur Verfügung stehenden Atypika hat sich die Lebensqualität der Patienten erheblich verbessert. Aber auch die älteren Substanzen, wie Haloperidol, werden nach wie vor mit gutem Erfolg angewendet, auch wenn unter Fachkollegen viel darüber diskutiert wird, ob deren Einsatz noch gerechtfertigt ist. Bei unserem Urteil sollten wir aber berücksichtigen, dass zu Beginn der Ära der Psychopharmaka die Dosierungen wesentlich höher waren als heute. Damals fehlte die Erfahrung, und die verabreichten Dosen waren hoch, um auf jeden Fall einen klinischen Erfolg zu erzielen. Mittlerweile wissen wir, dass auch niedrige Dosen wirksam sein können, mehrfach hat sich sogar gezeigt, dass diese tatsächlich wirksamer sind.

Die Diskussion darüber, ob die Atypika wirklich besser sind als die alten Substanzen, wurde jüngst aufgrund der Ergebnisse einer Metaanalyse von Stefan Leucht und Kollegen[48] neu entfacht. Verglichen wurden neun Antipsychotika der zweiten Generation (Atypika) mit den älteren Präparaten, und es wurden die Daten hinsichtlich Gesamtwirkung, extrapyramidalmotorische Nebenwirkungen, Gewichtszunahme und Sedierung ausgewertet. Dabei zeigte sich, dass vier der neun geprüften Atypika eine bessere antipsychotische Wirkung hatten als die klassischen Antipsychotika (Amisulprid, Clozapin, Olanzapin und Risperidon). Unterschiede gab es jedoch hinsichtlich der

Nebenwirkungen mit Betonung auf extrapyramidalmotorischen Nebenwirkungen bei den klassischen Antipsychotika und einer Gewichtszunahme bei den Atypika. Die Autoren stellten in ihrer Synopsis fest, dass für jeden Patienten die Behandlung individuell zu gestalten sei und dass neben der Wirksamkeit auch die Kosten und Risiken in die Bewertung mit einfließen sollten.

Aber unabhängig davon, für welche Substanz man sich entscheidet – die Pharmakotherapie ist Teil eines Gesamthandlungskonzeptes, in das sowohl psycho-, sozio- wie auch ergotherapeutische Maßnahmen eingegliedert werden. Mit der Einschränkung allerdings, dass der Patient überhaupt erst einmal in die psychische Lage kommen muss, an psychotherapeutischen Maßnahmen teilzunehmen, und dazu sind Medikamente unabdingbar.

Psychopharmaka und Gewicht

Schon kurz nach der Einführung der ersten Antidepressiva und Antipsychotika ließ sich beobachten, dass manche Patienten bei länger dauernder Einnahme an Gewicht zunahmen. Allerdings schenkte man diesem Phänomen damals weniger Beachtung, und es wurde auch nicht wissenschaftlich untersucht, denn es ließ sich im Grunde logisch interpretieren. Gerade bei depressiven Patienten gehören die Verminderung des Appetits und die damit verbundene reduzierte Nahrungsaufnahme zum Krankheitsbild. Mit Besserung der depressiven Symptomatik kehrt auch der Appetit wieder, und die Patienten nehmen zu. Bei schizophrenen Patienten ging man davon aus, dass die veränderten Lebensbedingungen im Rahmen eines stationären Aufenthaltes – regelmäßige Mahlzeiten, weniger Bewegung, längere Schlaf- und Ruhezeiten – einen äußerst positiven Einfluss haben. Durch die Besserung der schizophrenen Symptomatik sind die Patienten weniger gehetzt und getrieben, sie kommen zur Ruhe. In manchen Fällen wurde die Gewichtszunahme auch mit den Erkrankungen selbst in Beziehung gesetzt, denn es ließ sich beobachten, dass bei Patienten mit Schizophrenie Übergewicht und Adipositas weiter verbreitet sind als in der Normalbevölkerung.[49]

Seit Einführung der Antipsychotika der neueren Generation, der Atypika, hat sich unsere Sicht auf die veränderte Stoffwechselfunktionen jedoch deutlich verändert. Mit der zunehmenden Verordnung dieser Substanzen zeigte sich, dass bei einigen Patienten die Gewichtszunahme erheblich war, denn bei manchen

Medikamenten, wie Clozapin oder Olanzapin, kann das Körpergewicht innerhalb weniger Monate um zum Teil mehr als zwanzig Prozent des Ausgangsgewichts ansteigen.[50] Leider sind die Pfunde, die sich im Rahmen der Therapie anhäufen, nicht nur ein ästhetisches Problem, sondern sie machen auch krank. Denn mit ihnen gehen häufig Veränderungen einiger Stoffwechselfunktionen einher, wie Störungen im Glukose- und Fettstoffwechselhaushalt. So belegen Studien, dass Schizophreniepatienten ein doppelt so hohes Risiko haben, an einer Herz-Kreislauf-Erkrankung zu sterben, wie die übrige Bevölkerung. Hinzu kommt ein erhöhtes Risiko für Diabetes.[51]

Mechanismen, die zur Gewichtszunahme führen

Variationen des Körpergewichtes ergeben sich, wenn sich die Energiebilanz durch Umstellung der Nahrungsaufnahme und des Energieverbrauches verändert. Bei vielen psychiatrischen Patienten wird die Energiebilanz sowohl durch die Erkrankung selbst als auch durch die Medikamente beeinflusst. Einschränkungen der körperlichen Aktivität, Steigerung der Nahrungsaufnahme mit dem sogenannten Frustessen, Störungen der hormonellen Aktivität, wie sie mit vielen psychischen Störungen einhergehen, sind dabei ebenso von Bedeutung wie medikamentenassoziierte Faktoren. Bei beiden Ursachen stehen Veränderungen der Botenstoffe und Netzwerke im Gehirn und in peripheren Organen im Vordergrund. Durch die meist erhöhten Stressreaktionen mit vermehrter Ausschüttung des Stresshormons Kortisol kommt es zu zahlreichen Störungen im zentralen und peripheren Stoffwechselhaushalt. So ist eine Reduktion der Energieaufnahme und des Körpergewichtes ein typisches Symptom im Rahmen einer Depression. Es gibt allerdings auch Depressive, bei denen die Nahrungsaufnahme in der depressiven Phase zunimmt, da die Krankheit selbst zu Störungen im Regelkreis für Hunger und Sättigung führt.[52]

Spezifische Krankheitssymptome können aber auch ohne primäre Veränderung des Appetits, auf direktem Weg, zu einer erheblichen Reduktion oder Steigerung der Energieaufnahme führen, wie etwa bei der wahnhaften Überzeugung, vergiftet zu werden oder sich bestimmte Nahrungsmittel in großen Mengen einverleiben zu müssen. Mit Besserung der klinischen Symptome, der Abnahme des Wahns, kommt es auf indirektem Weg zu einer Gewichtszunahme. Dies ist vor allem bei solchen Patienten bedeutsam, die erkrankungsbedingt viel an Gewicht verloren haben.

Der Einfluss einer medikamentösen Behandlung auf eine positive Energiebilanz mit Gewichtszunahme ist auf die Interaktion der verabreichten Medikamente mit den Botenstoffen des Gehirns, mit deren Rezeptoren und Transportproteinen zurückzuführen. Da viele Botenstoffe, die an der Regulation von Stimmung, Gefühlen und Denken beteiligt sind, auch wesentliche Funktionen in der Steuerung der Nahrungsaufnahme haben, werden diese notgedrungen durch die Psychopharmaka beeinflusst und so verändert, dass in der Folge die Steuerung von Hunger und Sättigung beeinflusst wird. Gesicherte Kenntnisse darüber, warum manche Psychopharmaka zu teils extremer Gewichtszunahme führen, warum dies aber nicht bei allen Patienten der Fall ist, liegen bis heute nicht vor. Es werden aber eine Reihe wichtiger Hypothesen diskutiert.

Je nach Art des Medikamentes sind unterschiedliche Systeme betroffen bzw. kommt es zur Blockade unterschiedlicher Rezeptoren. So hat beispielsweise der Botenstoff Serotonin eine stark appetithemmende Wirkung. Eine Blockade einer Untergruppe seiner Rezeptoren, wie sie manchen Antidepressiva und neueren Antipsychotika zu eigen ist, hebt die appetithemmende Wirkung auf, da Serotonin nicht mehr an sie andocken kann. Dann kommt es zu einer Steigerung des Appetits und längerfristig zur Gewichtszunahme. Auch andere Rezeptoren scheinen daran beteiligt zu sein, etwa eine Untergruppe des Botenstoffs Histamin. Ähnlich wie bei Serotonin führt eine Blockade dieser

Rezeptoren einerseits zu einer Verminderung des Sättigungsgefühls und andererseits zu verstärktem Durst. Auch über den vermehrten Genuss kalorienreicher Getränke kann es zur Gewichtszunahme kommen.

Ein weiterer Mechanismus könnte das Hormon Leptin sein. Dieses Hormon spielt eine wichtige Rolle bei der Entscheidung, ob der Körper Fett speichert oder abbaut. Leptin wird im Fettgewebe selbst produziert und dämpft prinzipiell das Hungergefühl, signalisiert also dem Körper: keine weitere Nahrungsaufnahme. Wird jedoch zu viel Leptin gebildet, etwa durch häufige hochkalorische Nahrung oder durch den Einfluss mancher Medikamente, dann versagen diese Regulationsmechanismen, das Sättigungsgefühl tritt trotz hoher Konzentrationen des Hormons nicht ein, und Fett wird vermehrt gespeichert. Vor allem den neueren Antipsychotika wie Clozapin und Olanzapin wird nachgesagt, dass sie selbstständig die Konzentration von Leptin im Blut und im Fettgewebe erhöhen und damit zur Fettansammlung und zu verstärktem Hungergefühl führen. Ältere Antipsychotika wie Haloperidol scheinen diese Effekte nicht zu haben.[51; 53]

Interessanterweise spielt bei dieser durch Medikamente gestörten Regulation des Hunger- und Sättigungsgefühls das Ausgangsgewicht keine Rolle. Man kann also nicht vorhersagen, ob bereits übergewichtige Patienten weiter zunehmen oder nicht. Im Gegenteil, die größten Gewichtszunahmen ließen sich gelegentlich bei besonders schlanken Patienten beobachten. So ist zu Beginn der Behandlung bereits bestehendes Übergewicht zwar ein Grund zu besonderer Wachsamkeit, aber keine Kontraindikation für den Einsatz gewichtssteigernder Psychopharmaka. Immer wieder wird diskutiert, ob sich anhand von genetischen Varianten vorhersagen lässt, inwiefern es zur Gewichtszunahme kommt, aber bisher gibt es dafür keine verlässlichen Marker.[54]

Welche Substanzen können zur Gewichtssteigerung führen?

Antidepressiva und Antipsychotika müssen oft über viele Monate, auch Jahre und Jahrzehnte eingenommen werden. Dieser Umstand trägt dazu bei, dass die Angst vor Gewichtszunahme einer der häufigsten Gründe ist, dass vor allem Frauen, aber auch Männer diese Medikamente ablehnen oder nicht mehr regelmäßig einnehmen.

Dazu sollte man wissen, dass die Veränderungen des Körpergewichtes keineswegs auf wenige Substanzen beschränkt sind und eher die Regel als die Ausnahme darstellen.[55] Im Allgemeinen sind die größten Gewichtsveränderungen in den ersten drei Behandlungsmonaten zu beobachten, aber wir müssen davon ausgehen, dass bei Langzeitbehandlung das Gewicht kontinuierlich, wenn auch nicht mehr mit der anfänglichen Geschwindigkeit ansteigt. Nach den heutigen Erkenntnissen wird durch vielfache Regulationsmechanismen der Body-Mass-Index (BMI; Verhältnis von Körpergröße zum Gewicht) auf einem höheren Niveau eingestellt, und es fällt den Patienten danach ausgesprochen schwer, wieder abzunehmen.

Bei den Antidepressiva führen nicht alle Substanzen gleichermaßen zu einer Gewichtszunahme. Ob und in welchem Ausmaß der Appetit beeinflusst wird, hängt von der unterschiedlichen Beeinflussung der Botenstoffe und Rezeptoren ab. Vor allem die Einnahme derjenigen Substanzen, die Serotonin- oder Histaminrezeptoren blockieren (wie Amitriptylin oder Mirtazepin), führt eher zu einer Gewichtszunahme. Im Gegensatz dazu kommt es bei Substanzen, die zu einer Erhöhung der Botenstoffe Serotonin oder Noradrenalin führen (wie Fluoxetin, Citalopram oder Venlafaxin), kaum zur Gewichtszunahme, gelegentlich lässt sich sogar eine Reduktion des Gewichts beobachten.

Auch unter den Antipsychotika gibt es erhebliche Unterschiede. Bei den klassischen Antipsychotika, wie Haloperidol, tritt eine unerwünschte Gewichtszunahme weniger häufig und vor allem weniger drastisch auf als bei den Atypika. Der Grund hierfür scheint in der unterschiedlichen Beeinflussung der Botenstoffe und Rezeptoren zu liegen, denn einige der Atypika wie Clozapin oder Olanzapin blockieren Serotoninrezeptoren und greifen auf diese Weise sehr aktiv und sehr direkt in die Regulation von Hunger und Sättigung ein. Bei anderen Atypika hingegen, wie Ziprasidon, lassen sich, wenn überhaupt, nur geringfügige Gewichtszunahmen beobachten.

Klinische Bedeutung der Stoffwechselstörung

Psychopharmakainduzierte Gewichtszunahmen bzw. Störungen im Glukose- und Fettstoffwechsel sind in erster Linie deshalb von klinischer Relevanz, weil sie die Patienten zusätzlichen gesundheitlichen Risiken aussetzen. Sah man früher Übergewicht weitgehend als kosmetisches Problem an, mehren sich nun die Kenntnisse, dass es sich dabei um ein schwerwiegendes medizinisches Problem handelt, da die Krankheitsrisiken mit jedem Kilo mehr ansteigen. Bereits bei moderatem Übergewicht ist das Risiko für Herz-Kreislauf-Erkrankungen verdoppelt, und das betrifft Erkrankungen der Herzkranzgefäße ebenso wie Bluthochdruck (Hypertonus) und den Schlaganfall. So ist etwa das Risiko für Diabetes mellitus bei einem BMI von 25 bereits leicht erhöht, bei einem BMI von 30 aber schon um mehr als das Fünffache höher als bei Normalgewichtigen.[56] Es ist mittlerweile belegt, dass Übergewicht auch einen Risikofaktor für die Entwicklung eines Karzinoms, vor allem im Bereich der Bauchorgane, darstellen kann.[57]

Vor allem das Fettgewebe, das sich im Bauchraum ansammelt, das sogenannte viszerale Fett, ist neben Störungen des Glukose- und Fettstoffwechsels sowie Hypertonie ein zentraler Bestandteil des metabolischen Syndroms.[58] Den Symptomenkomplex aus Adipositas (Fettleibigkeit), verminderter Glukosetoleranz mit erhöhten Blutzuckerwerten, Störungen im Fettstoffwechsel und arterieller Hypertonie bezeichnen wir als metabolisches Syndrom. Diese Konstellation von Symptomen schädigt Herz und Gefäße sowie die gesamte Stoffwechsellage. Unter der Einnahme von Psychopharmaka treten nicht nur Veränderungen des Gewichts, sondern gelegentlich auch Störungen im Glukosestoffwechsel bis hin zum Diabetes mellitus auf. Allerdings muss erwähnt werden, dass bei depressiven wie bei schizophrenen Patienten diese Erkrankung auch ohne Medikamente häufiger zu beobachten ist. Die Ursache für dieses Zusammentreffen lässt sich am ehesten durch eine Interaktion von erkrankungsspezifischen Faktoren mit der hormonellen Regulation erklären. Die etwa bei Depressiven häufig beobachtete erhöhte Stressreaktion mit gesteigerter Freisetzung von Kortisol zieht zahlreiche Störungen in hormonellen und immunologischen Regelkreisen nach sich, die einerseits die Depression begünstigen und aufrechterhalten und andererseits den Zuckerstoffwechsel negativ beeinflussen. Manche Psychopharmaka greifen auch direkt in den Glukosestoffwechsel ein.

Empfehlungen für die klinische Praxis

Gewichtszunahmen unter psychopharmakologischer Therapie treten häufig auf und sind von großer klinischer Bedeutung. Während das Wissen um die Ursachen rasch zunimmt, hinken unsere Kenntnisse über mögliche Prädiktoren hinterher. So gibt es bis heute keinen Laborwert und keine anderen Parameter, die uns darauf hinweisen könnten, ob ein Patient ein Risiko für Stoffwechselveränderungen hat oder nicht. Deshalb scheint zum gegenwärtigen Zeitpunkt eine individuelle Überwachung der Gewichtsentwicklung und der Laborparameter bei allen Patienten unter längerfristiger Psychopharmakotherapie indiziert zu sein.[53] Klinisch relevant ist aber auch, dass sich sowohl eine tatsächliche als auch eine vom Patienten erwartete Gewichtszunahme negativ auf die Bereitschaft des Patienten auswirken können, eine Therapie fortzuführen. Vor allem Patienten mit Depressionen zeigen sich häufig sehr besorgt hinsichtlich der sozialen Folgen einer Gewichtszunahme und neigen dazu, die Medikation selbstständig abzusetzen oder nur gelegentlich einzunehmen.

Beruhigungsmittel (Tranquilizer): Benzodiazepine

«Ich bin so aufgeregt, ich muss mich beruhigen.» Jeder Mensch kennt dieses Gefühl, und jeder geht anders damit um. Ein Schluck Alkohol oder auch zwei oder doch lieber der Griff zu einem Medikament? Überforderung, Anspannung, Stress, innere Unruhe, Nervosität, Angstzustände sowie Einschlafstörungen mitsamt ihren psychosozialen Folgen gehören zum heutigen Leben. Konflikte in der Partnerschaft, in Familie und Beruf münden oft in einen Teufelskreis, der dann unterbrochen werden muss. Dies geschieht meist medikamentös, da damit ein scheinbar schneller und problemloser Behandlungserfolg erreicht wird. Eine schnelle Information an den Hausarzt: «Ich bin vorübergehend so im Stress.» Der mit dem Rezept folgende Hinweis: «Aber nur kurzfristig einnehmen» wird mit «Ja, sicher» quittiert.

Beruhigende Verfahren gibt es seit Menschengedenken: Das Spektrum reicht von lauwarmen Bädern über beruhigende, angstlösende oder schlaffördernde Pflanzenheilmittel bis zu psychotherapeutischen Maßnahmen. In der Mitte des 19. Jahrhunderts kamen die ersten chemischen Produkte auf den Markt, Opium, Haschisch und schließlich Chloralhydrat, Barbiturate und ähnliche Substanzen.

Mit der Einführung der ersten Benzodiazepine Anfang der 1960er Jahre begann die neue Ära der Tranquilizer. Dabei handelt es sich um Psychopharmaka mit vor allem beruhigender, angstlösender und eventuell auch schlafanstoßender Wirkung.

Anfangs war man sich sicher, dass sie so gut wie keine Nebenwirkung hätten und auch bei höheren Dosen wenig toxische Effekte zeigten. Das bedeutet, die therapeutische Breite (Spanne zwischen der Mindestdosis, die wirksam ist, und der Mindestdosis, die zu toxischen Effekten führt) war relativ groß; infolgedessen schienen Benzodiazepine als «sichere» Arzneimittel zu gelten.

Aufgrund der großen Erfolge bei Angst- und Spannungszuständen begann der Siegeszug dieser Substanzen. Ausgehend von dem ersten Benzodiazepin Chlordiazepoxid wurden zahlreiche neue Substanzen synthetisiert. Durch immer wieder neue Veränderungen am Molekül ließen sich gezielt manche Effekte betonen, andere wiederum reduzieren, so dass wir heute eine breite Produktpalette zur Verfügung haben. Manche wirken beruhigend, manche schlafanstoßend, wieder andere eher angstlösend. Immer ist ein geeignetes Präparat zur Hand.

Doch man musste erkennen, dass die Benzodiazepine nicht so frei von unerwünschten Nebenwirkungen waren, wie man angenommen hatte. Vor allem eine erhebliche Suchtproblematik wurde bereits im ersten Jahr nach der Einführung bekannt, doch anfangs nicht wirklich ernst genommen. Zwar zeigten viele Menschen keine besondere Tendenz, die Dosis ständig zu erhöhen, doch sie konnten bereits nach kurzer Zeit nicht mehr von dem Medikament lassen (Niedrigdosis-Abhängigkeit). Andere wiederum mussten rasch die Anzahl der Tabletten steigern, um noch die beruhigende, distanzierende Wirkung zu erfahren wie zu Beginn der Einnahme (Toleranzentwicklung).

Ungeachtet dessen wurden, sowohl in der öffentlichen Meinung als auch bei der Ärzteschaft, die Tranquilizer und Schlafmittel vom Benzodiazepin-Typ lange Zeit besonders wohlwollend beurteilt. Welche anderen Möglichkeiten standen denn zur Verfügung? Auch manche Antipsychotika und Antidepressiva haben sedierende Eigenschaften und würden sich eignen, doch «Psychopharmaka» möchte man doch lieber nicht nehmen.

Benzodiazepine werden aufgrund ihrer zahlreichen Wirkungen in allen Bereichen der Medizin mit großem Erfolg angewandt. Dies ist auch nicht das Problem, da es sich um kurzfristige therapeutische Interventionen handelt, die sich sehr positiv auf Menschen auswirken. Das Problem sind die unkontrollierten langfristigen Einnahmen, deren Dauer immer mehr in die Länge gezogen wird. «Das Rezept bringe ich nächstes Mal» – welcher Apotheker konnte da einem guten Kunden sein Medikament verweigern, wusste er doch, dass es regelmäßig verordnet wird. Doch es handelt sich keineswegs um harmlose «kleine Helfer» für jede Lebenslage, sondern um hochwirksame Arzneimittel mit einem zudem hohen Suchtpotenzial und einer hohen Rate an Nebenwirkungen.

Angriffspunkte der Benzodiazepine

Der Hauptwirkort der Benzodiazepine ist der GABA-(γ-Aminobuttersäure-)Rezeptor. GABA ist ein wichtiger, hemmend wirkender Botenstoff des Gehirns, der modulierend in zahlreiche Funktionen eingreift und überschießende Erregungen verhindert. Eine Untergruppe seiner Rezeptoren stellt eine Besonderheit dar. Es handelt sich dabei um ein spezielles Protein, das als Kanal für Ionen in die Membran der Nervenzelle eingebettet ist. Sobald der Botenstoff GABA an seinen Rezeptor bindet, kommt es sofort und ohne Umwege zu einer Reaktion: Der Kanal öffnet sich, Ionen dringen in die Nervenzelle ein und machen diese weniger empfindlich für stimulierende Reize. Benzodiazepine besitzen eine spezifische Bindungsstelle an diesen Rezeptoren; sobald sie an diese «andocken», wird die hemmende Wirkung des körpereigenen Botenstoffes verstärkt und eine deutliche Beruhigung ausgelöst. Allerdings sind Benzodiazepine nicht in der Lage, selbst den Kanal zu öffnen, sie können nur in Anwesenheit von GABA wirken, aber den Effekt dieses Botenstoffes erheblich steigern.[12]

Aufgrund dieser speziellen Mechanismen tritt, anders als bei den Antidepressiva und Antipsychotika, der sedierende Effekt sofort ein, sobald die Benzodiazepine mit dem GABA-Rezeptor in Kontakt treten. Da die Substanzen im Allgemeinen rasch aus dem Magen-Darm-Trakt aufgenommen werden und auch schnell das Gehirn erreichen, setzt die entspannende, sedierende Wirkung unverzüglich ein. Die Wirkdauer der unterschiedlichen Benzodiazepine ist sehr unterschiedlich und hängt häufig davon ab, ob die Präparate vom menschlichen Organismus erst in die wirksame Form umgewandelt werden müssen. Ein Problem ist auch, dass diese Substanzen nur sehr langsam vom Körper wieder ausgeschieden werden. Bei manchen Präparaten kann das Wochen in Anspruch nehmen, daher besteht die Gefahr einer Kumulierung (Anhäufung) im Organismus, mit schweren Nebenwirkungen. Die verschiedenen Benzodiazepine sind alle strukturell ähnlich und haben den gleichen Wirkmechanismus, unterscheiden sich aber in ihrer Wirkungspotenz und in ihrer Wirkungsdauer.[59]

Wann werden Benzodiazepine angewendet?

Aufgrund der beruhigenden und spannungslösenden Wirkung finden Benzodiazepine in nahezu allen Bereichen der Medizin Anwendung. Wichtig ist die dadurch erreichte sogenannte psychovegetative Entkopplung. Das vegetative Nervensystem regelt die unbewussten, inneren Lebensvorgänge. Es ist zwar nicht von unserem Willen beeinflussbar, steht aber in engem Kontakt zu unseren Emotionen, wodurch es zu den entsprechenden Reaktionen kommt. Angst zeigt sich etwa in Schwitzen, Herzrasen, Durchfall oder ähnlichen Symptomen. Genau hier greifen die Benzodiazepine an, da sie durch die Hemmung der einflutenden Signale das vegetative Nervensystem weniger ansprechbar machen.

Diese Wirkung ist außerordentlich wichtig für einige Bereiche der Medizin. Vor einer Operation besteht immer eine gewisse Angst, auch wenn sie nicht direkt empfunden werden mag. Hier kann ein Benzodiazepin durch die beschriebene Entkopplung sogar dazu beitragen, dass eine geringere Dosis des Narkosemittels erforderlich ist. Auch in Akutsituationen, wie zum Beispiel einem Herzinfarkt, der von extremen Angstzuständen und Vernichtungsschmerz begleitet wird, sind Benzodiazepin-Effekte durchaus wünschenswert und können einen positiven Einfluss auf den Ausgang des Ereignisses haben; denn Stress bedeutet zusätzliche Belastung, also mehr Arbeit und mehr Sauerstoffverbrauch, für den ohnehin schon unterversorgten Herzmuskel.

Auch innerhalb der Neurologie haben Benzodiazepine einen großen Indikationsbereich, wie beispielsweise zur Reduzierung von Krampfanfällen in der Akutbehandlung epileptischer Ereignisse oder zur Verminderung der Spannung der Muskulatur bei spastischen Erkrankungen.

Benzodiazepine kommen natürlich auch in der Psychiatrie zum Einsatz. Bei ängstlich angespannten, unruhigen Patienten sind sie vor allem in den ersten Wochen der Behandlung, solange die Antidepressiva und Antipsychotika noch nicht den gewünschten Effekt zeigen, äußerst wichtig. Sie helfen den Patienten, sich wenigstens etwas besser zu fühlen. Allerdings haben Benzodiazepine selbst keine antidepressive Wirksamkeit. Auch im Rahmen von Angststörungen und zahlreichen anderen psychischen Erkrankungen sind sie Teil der Behandlung, doch immer nur vorübergehend, zusätzlich zur Psychotherapie oder zu anderen geeigneten medikamentösen Maßnahmen.[60] Auch Patienten mit Schlafstörungen, vor allem mit Einschlafstörungen, sprechen gut auf Benzodiazepine an.

Am häufigsten aber werden Benzodiazepine eingesetzt bei unklaren Befindlichkeitsstörungen, wie Nervosität, innerer Unruhe, Anspannung oder Schlaflosigkeit. Und genau hier liegt das Problem: Viele Patienten drängen auf eine «Soforthilfe», die sie gegen diese Situationen abschirmt. Doch nicht wenige gewöhnen sich so sehr an die «rosa Brille», dass sie sich davon nicht mehr lösen wollen und später auch nicht mehr können, da sie inzwischen abhängig geworden sind.

Nebenwirkungen

Die unerwünschten Wirkungen der Benzodiazepine zeigen eine überraschende Vielfalt. Akute Nebenwirkungen kurz nach der Einnahme sind starke Dämpfung, Schläfrigkeit, reduziertes Bewusstsein, Mattigkeit, Benommenheit oder ausgeprägte Tagesmüdigkeit. In dieser Situation besteht eine erhebliche Einschränkung der Fahrtüchtigkeit.

Manche Benzodiazepine werden sehr langsam vom Körper ausgeschieden. So kann es bei längerer Einnahme von Valium Wochen dauern, bis die Substanz den Körper verlässt. Bei diesen Substanzen besteht große Gefahr, dass sie sich im Körper anhäufen und infolgedessen auch zu klinischen Komplikationen führen. Da Benzodiazepine, je nach gewähltem Präparat, über verstärkte Müdigkeit hinaus auch entspannend auf die Skelettmuskulatur wirken, kann es zu schweren Stürzen mit Knochenbrüchen kommen. Insbesondere bei älteren Menschen, bei denen ohnehin häufig Störungen in der Blutdruckregulation bestehen, kann das fatale Folgen haben. Unter Benzodiazepinen sind paradoxe Reaktionen möglich: Anstelle der erwarteten Entspannung und Beruhigung kommt es zu schweren Erregungszuständen, Schlaflosigkeit und Aggressionen. Sie treten bei höheren Dosen und vor allem bei älteren Menschen auf, die unter zerebralen Schädigungen leiden.

Gewöhnung und Abhängigkeit

Im Grunde sind Benzodiazepine, trotz aller Nebenwirkungen, ideale Medikamente zur Beruhigung, zur Entkopplung von seelischen Verspannungen und dem Vegetativum oder um Schlafstörungen zu überwinden: Probleme verlieren subjektiv an Schwere und werden abgeschwächt. Werden Präparate gewählt, die nicht so stark sedieren, sondern eher angstlösend wirken, wirkt sich die Behandlung auch nicht besonders störend im Alltag aus. Man gewöhnt sich rasch an die Müdigkeit, die sich nach einigen Tagen auch verliert. Man ist ausgeglichener, reagiert nicht so stark auf unterschiedliche Stressoren, die vegetative Symptomatik ist deutlich verringert. «Warum also nicht, wo es mir doch so guttut?»

Bei regelmäßiger Einnahme von Benzodiazepinen besteht jedoch die Gefahr der Abhängigkeit; anders gesagt, es entsteht womöglich der Zwang, das betreffende Mittel einzunehmen, um Entzugserscheinungen zu vermeiden. Zu den Entzugserscheinungen gehören zahlreiche vegetative Symptome wie Schwitzen, Zittern, man ist unruhig, getrieben. Im Grunde ähneln die Symptome denen vor Einnahme des Medikaments, nur sind sie jetzt schlimmer.

Manche Patienten müssen die Dosis ständig erhöhen, um den gewünschten Effekt zu erreichen, andere wiederum behalten die Ausgangsdosis über längere Zeit bei, kommen jedoch nicht davon los. In den letzten Jahren hat sich gezeigt, dass das Abhängigkeitsproblem nicht für alle Benzodiazepine gleich ist. Vor allem Präparate mit kurzer Wirkdauer, wie manche Benzodiazepin-Schlafmittel, führen sehr schnell zur Sucht. Auch Medikamente, die zur unterstützenden Behandlung von Angsterkrankungen eingesetzt werden, zeigen bei raschem Absetzen eine stärkere Entzugssymptomatik als beispielsweise Valium.

Ein weiteres Problem stellt die Entzugsbehandlung dar. Entzug von Benzodiazepinen ist eine schwere Krankheit mit vielen stark ausgeprägten Symptomen, wie zum Beispiel Gedächtnisproblemen, Reizbarkeit, Sehstörungen, Panikattacken, Depression, Kopf- und anderen Schmerzen, sogar Zahnschmerzen, Schwäche, Probleme bei der Muskelkoordination, Schwindel, Schlaflosigkeit, Schwitzen oder grippeähnlichen Symptomen.[61] Der Entzug darf keinesfalls zu rasch vorgenommen werden, da es ansonsten zu schweren Rebound-Phänomenen (einem stärkeren Wiederauftreten der behandelten Erkrankung) oder Entzugssymptomatik kommen kann. Er wird sich deshalb über Wochen und Monate hinziehen, verbunden mit einer ganz langsamen Dosisreduktion. Man muss davon ausgehen, dass man pro Monat der Substanzeneinnahme eine Woche für die Entgiftung benötigt.

Fazit

Wie sollten wir mit den Benzodiazepinen umgehen? Sie ganz aus unserer Liste der verfügbaren Psychopharmaka streichen? Sie nur in ganz seltenen Fällen einsetzen? Der Streit um die Benzodiazepine ist beinahe so alt wie ihre Entwicklung. Neben der Suchtgefahr wurde eine Reihe von Nebenwirkungen bei unkontrollierter Einnahme registriert, die deutlich machten, dass es sich nicht um harmlose Sedativa handelt, sondern um wirksame Medikamente, die in viele Bereiche eingreifen.

Vor allem die langwierigen Entzugsbehandlungen, die von vielen Patienten aufgrund der Komplikationen immer wieder abgebrochen werden, machen deutlich, dass man mit allen Mitteln verhindern muss, dass Abhängigkeit überhaupt erst entsteht. Mittlerweile hat sich die Situation wieder verändert. Die über Jahre hinweg erfolgte unkritische Verordnung und Beschaffung der Benzodiazepine ist einer eher ablehnenden Haltung gewichen. Dies wird sich sicherlich wieder normalisieren, sobald wir Benzodiazepine als das wahrnehmen, was sie sind: wichtige, wirksame Medikamente, die zwar in vielen Bereichen der Medizin unverzichtbar, aber nicht für die Langzeitbehandlung geeignet sind.

«Alles rein pflanzlich»: Psychopharmaka auf pflanzlicher Basis

In einer Welt, in der die Inhaltsstoffe von Lebensmitteln an die chemische Zusammensetzung von Farben und Lacken erinnern, ist der Wunsch nach natürlichen Stoffen besonders groß. Damit geht nicht nur der Wunsch nach etwas Natürlichem einher, es ist damit auch die Hoffnung verbunden, «alles Natur, es kann also nicht toxisch sein, sondern ist ausschließlich gesund». Großer Beliebtheit erfreut sich die Ansicht, dass Phytopharmaka keine oder jedenfalls keine ernst zu nehmenden Nebenwirkungen aufweisen, da sie aus natürlichen Bestandteilen hergestellt werden. Entsprechend werden die jeweiligen Mittel in Zeitungen oder im Internet angepriesen: «Depressionen natürlich heilen – ohne den Körper zu schädigen», und in der Angabe der Zusammensetzung heißt es dann: «Heilpflanzenextrakte, die nicht abhängig machen». Abgesehen von der Tatsache, dass einer der Inhaltsstoffe (Johanniskraut) des betreffenden Präparates unterdosiert und andere (Vitamine) von zweifelhafter Wirkung sind, impliziert diese Etikettierung eine falsche Aussage, nämlich die, dass Antidepressiva abhängig machen.

Heilkräuterkunde ist der Inbegriff sanfter Medizin. In Pflanzen verbirgt sich eine heilende Kraft, auf die Menschen seit Urzeiten vertrauen; das entsprechende Wissen wurde von Generation zu Generation weitergegeben. Jahrtausende vor der Entwicklung von Antibiotika, Schlaftabletten und Psychopharmaka hat man Krankheiten bereits mit natürlichen Heilmitteln behandelt. Das Wissen um die Gewinnung von Kräutern und ihre

Anwendungsmöglichkeiten war über viele Jahrhunderte die Grundlage jeder Medizin. Und es ist in der Tat erstaunlich, welche Erfolge damit erzielt werden konnten. Erst durch die zunehmende Herstellung von synthetischen Arzneimitteln wurde die Phytotherapie verdrängt. Und wegen der unübersehbaren Anzahl von Nebenwirkungen und Wechselwirkungen der chemischen Mittel gewinnt sie heute wieder an Bedeutung.

Phytopharmaka werden aus Pflanzen, Pflanzenteilen und aus deren Zubereitungen hergestellt und sind sehr häufig ein Gemisch aus unterschiedlichen Stoffen, wie ätherischen Ölen, Bitterstoffen, Schleimstoffen, Flavonoiden, Vitaminen oder Mineralstoffen. Befürworter dieser Therapie führen immer wieder an, dass die Heilkraft der Kräuter nicht in der separaten Verwendung einer Substanz liegt, sondern in der Kombination einzelner Wirkstoffe und deren Synergie begründet ist. Genau dieser Umstand kann aber auch zum Problem werden, da wir in vielen Fällen die Effekte der einzelnen Bestandteile gar nicht kennen. Darüber hinaus führt eine Kombination der Substanzen, zusammen mit den unbekannten Pflanzenstoffen, gelegentlich zu schweren Allergien.

Auch wenn es gelingt, zumindest einige in Phytopharmaka enthaltene Stoffe zu isolieren, ist häufig nicht klar zu bestimmen, welcher der Bestandteile welche Wirkung auf den menschlichen Organismus entfaltet. Werden diese Substanzen als Arzneimittel angeboten, dann unterliegen sie den gesetzlichen Bestimmungen für Arzneimittel. Das bedeutet, sie besitzen ein therapeutisches und pharmakologisches Wirkprofil und müssen den Anforderungen des Arzneimittelgesetzes entsprechen.

Pflanzliche Pharmaka gelten in der Bevölkerung als besonders gut verträglich, aber gerade dadurch steigt auch die Gefahr, dass Medikamente mit zweifelhafter Wirksamkeit auf den Markt drängen. Entscheidend für die Wirksamkeit ist beispielsweise, welcher Bestandteil der Pflanze in der Produktion verwendet wird. Bei Extrakten ist das verwendete Extraktionsmittel von Bedeutung, bei ätherischen Ölen das Destillationsverfahren, daher sollten diese Verfahren angegeben werden. Zu einer sinnvollen Deklaration gehören darüber hinaus die Menge des Arzneistoffes, das Indikationsfeld und die Dosierung. Selbst wenn die Wirksamkeit eines Phytopharmakons primär belegt ist, bedeutet dies nicht zwangsläufig, dass alle angebotenen Präparate gleichermaßen wirken. So zeigte sich bei einer Überprüfung von 37 Johanniskrautpräparaten, dass nur sechs von ihnen eine vollständige Deklaration abgaben, drei weitere zumindest teilweise. Die Mehrzahl der Präparate aber erfüllte die Kriterien nicht.[62]

Unter den Produkten, die pflanzliche Wirkstoffe enthalten, gibt es zahlreiche Kategorien mit oder ohne Zulassung. Neben der Anwendung als Tees bzw. Teemischungen oder als homöopathische Arzneimittel werden sie nach den Richtlinien des Bundesarzneimittelgesetzes auch als «traditionelle Arzneimittel» zugelassen. Allerdings bestehen extrem unterschiedliche Dosierungen in den einzelnen Präparaten, somit ist es unmöglich, eine generelle Aussage über die Wirksamkeit der Produkte zu machen. Geht man bei den nach dem Arzneimittelgesetz zugelassenen Präparaten davon aus, dass sie wirksam sind, so muss das nicht für alle Arzneizubereitungen stimmen. Denn der Nachweis der Wirksamkeit betrifft den Inhaltsstoff und nicht das entsprechende Präparat. Erhebliche Unterschiede bestehen jedoch hinsichtlich der Qualität der Droge, je nach Standort der Pflanze, der Erntezeit und vor allem den Herstellungsverfahren und den verwendeten Extraktionsmitteln.[62]

Als psychotrope Phytopharmaka werden diejenigen Pflanzenheilmittel verstanden, die eine Wirkung auf Psyche und Nervensystem haben. Ein altbekanntes Mittel ist zum Beispiel *Rauwolfia serpentina*, das «Teufelskraut», das schon sehr früh zur Behandlung von Psychosen eingesetzt wurde und sicherlich Effekte hatte. Einer der wirksamen Bestandteile von Teufelskraut ist Reserpin, von dem bekannt ist, dass es die Speicher von Dopamin entleert, also zu einer Verminderung der Dopaminfunktion im Gehirn führt. Demnach handelt es sich im Grunde um einen Effekt, den wir heute mit den Antipsychotika erreichen. Leider enthält Teufelskraut aber noch zahlreiche weitere Bestandteile, die ebenfalls außerordentlich wirksam sind und schwerste Nebenwirkungen, wie starken Blutdruckabfall, Übelkeit oder Erbrechen, auslösen. So ist *Rauwolfia serpentina* ein Paradebeispiel dafür, dass «rein pflanzlich» nicht mit «unbedenklich, gesund und frei von Nebenwirkungen» gleichzusetzen ist. Ein ähnliches Schicksal hat erst vor einigen Jahren die Kavapflanze *(Piper methysticum)* und das Präparat Kava-Kava ereilt, das als pflanzliches Antidepressivum propagiert wurde, doch aufgrund schwerer Leberschädigung verboten werden musste.

Pflanzen, die beruhigend wirken

Insbesondere dort, wo Mittel zur Beruhigung oder zur Unterstützung des Schlafs eingesetzt werden, ist Selbstmedikation weit verbreitet. Von vielen Pflanzen werden Teezubereitungen, Tinkturen und Tropfen angeboten. Dabei ist zu beachten, dass bei Tinkturen und Tropfen ein großer Teil der beruhigenden Wirkungen nicht nur durch die Pflanzen an sich, sondern vor allem durch die nicht unerhebliche Konzentration an Alkohol eintritt (meist zwischen 40 Prozent bis zu über 70 Prozent Alkohol).

Verschiedene pflanzliche Mittel wirken beruhigend, angstdämpfend, entspannend und schlaffördernd. Pflanzliche Beruhigungs- und Schlafmittel haben gegenüber chemischen Präparaten den Vorteil, dass sie nicht zur Abhängigkeit führen, fast keine Nebenwirkungen aufweisen, die Schlafphasen, die Leistungsfähigkeit und die Verkehrstüchtigkeit nicht beeinträchtigen. Präparate oder Tees aus Hopfen *(Lupus strobulus)*, Melisse *(Melisse folium)*, Passionsblume *(Passiflorae herba)* oder Baldrian *(Valeriana radix)* wirken beruhigend, schlaffördernd und ausgleichend. Entsprechend werden sie bei nervös bedingten Einschlafstörungen und Unruhezuständen eingesetzt. Bei den meisten Substanzen ist unklar, welcher der zahlreichen Bestandteile den beruhigenden Effekt auslöst, und auch der Mechanismus, über den dieser Effekt zustande kommt, ist in der Regel unbekannt.

Johanniskraut gegen Depressionen

Seit der Antike gilt Johanniskraut *(Hypericum perforatum)* als potenzielles Heilmittel und wurde äußerlich als Wundheilmittel sowie bei nervöser Unruhe und Übererregtheit eingesetzt. In den letzten Jahren hat sich diese Pflanze sozusagen zum Star der Phytopharmaka entwickelt und eine erstaunliche Karriere gemacht.

Im Gegensatz zu vielen anderen Phytopharmaka ist es hier gelungen, zumindest einen der Inhaltsstoffe, das Hyperforin, zu isolieren und dessen Wirksamkeit in wissenschaftlichen Studien zu belegen. Wie die chemisch hergestellten Antidepressiva hemmt Johanniskraut die Wiederaufnahme von Noradrenalin, Serotonin und Dopamin in die Nervenendigung, stellt also diese Botenstoffe vermehrt im synaptischen Spalt zur Verfügung.[63–65] Diese pharmakologische Ähnlichkeit mit dem Wirkmechanismus der synthetischen Antidepressiva ist auch der Grund dafür, dass die klinische Wirksamkeit erst nach etwa zwei bis drei Wochen eintritt. Bei keinem anderen Phytopharmakon ist die Wirkung vergleichbar gut mit harten wissenschaftlichen Daten untermauert: In zahlreichen klinischen Studien wurde belegt, dass Johanniskraut zumindest bei leichten bis mittelschweren Depressionen wirken kann und in dieser Wirkung durchaus den gängigen Antidepressiva gleichzusetzen ist.[66]

Johanniskraut scheint also ein ideales Medikament zur Behandlung zumindest leichter bis mittelschwerer Depression und eine Alternative zu den chemisch definierten Antidepressiva zu sein. Vor allem die geringe Rate an Nebenwirkungen rechtfertigt seinen Einsatz; am ehesten noch sind Beschwerden im Magen-Darm-Bereich sowie eine Fotosensibilisierung (erhöhte Lichtempfindlichkeit der Haut) möglich. Allerdings ist zu beachten, dass es zu schwerwiegenden Arzneimittelinteraktionen kommen kann, wenn Johanniskraut mit anderen Medikamenten kombiniert wird. Es stimuliert den Abbau zahlreicher Medikamente in der Leber und reduziert zudem deren Aufnahme im Darm. Beide Effekte wirken zusammen, so dass die Konzentration der entsprechenden Medikamente erheblich abfällt und die erwünschten Wirkungen der Arzneien nicht zum Tragen kommen. Handelt es sich um ein lebenswichtiges Medikament, etwa einen Gerinnungshemmer, dann können diese Interaktionen lebensgefährliche Folgen haben.

Der beste Rat, den man hier wohl geben kann, ist, Johanniskraut prinzipiell nicht mit anderen Medikamenten zu kombinieren.

Trotz der nachgewiesenen Wirksamkeit und der geringen Nebenwirkungsrate ist dennoch insgesamt Vorsicht geboten. Die soliden Kenntnisse über die Wirkung von Johanniskraut machen sich bezahlt, und seit vielen Jahren läuft das Geschäft mit Johanniskraut ausgezeichnet. Allein in Deutschland werden rund 100 verschiedene Präparate mit *Hypericum perforatum* angeboten. Die Wirkung ist jedoch nicht bei allen Präparaten gleich; sie ist streng gekoppelt an ein schonendes Herstellungsverfahren und auch an eine ausreichende Dosierung. Auf jeden Fall sollte die Tagesdosis bei 900 mg des Extraktes liegen. Billige, unterdosierte Produkte haben keine Wirkung.

Psychostimulanzien: «Hirndoping»

Der Wunsch, die geistige Leistungsfähigkeit zu optimieren, Aufmerksamkeit und Gedächtnisleistungen auch bei Gesunden zu steigern, ist nicht neu. Die Einnahme von stimulierenden Substanzen hat eine lange Tradition, war jedoch meist auf einen überschaubaren Personenkreis beschränkt. In den letzten Jahrzehnten hat sich in den beruflichen und sozialen Anforderungen jedoch ein grundlegender Wandel vollzogen. Anstelle von körperlicher Leistungsfähigkeit werden in hohem Maße psychische Belastbarkeit, schnelles Reaktionsvermögen, Resistenz gegen Stress jeder Art und stets vorhandene Konzentrationsfähigkeit verlangt. Um diesem Druck standhalten zu können, reichen die konventionellen, legalen Genussmittel wie Kaffee, Tee und auch Nikotin meist nicht mehr aus, und viele Menschen greifen nun zu stärkeren, illegalen Mitteln wie Kokain und Amphetamin-Abkömmlingen. Dass es sich dabei nicht nur um Künstler handelt, zeigen neuere Schätzungen, laut denen der höchste Kokainverbrauch in den USA im Silicon Valley (Computertechnologie) und in der Wall Street (Banken) zu verzeichnen ist.[67] Dennoch – obwohl der Verbrauch dieser illegalen Drogen enorm zugenommen hat – wird ein großer Teil der Allgemeinbevölkerung angesichts der Mühen der Beschaffung und der damit verbundenen erheblichen Kosten vor dem vermehrten Konsum zurückschrecken.

In den letzten Jahren hat sich diese Situation aber noch einmal deutlich verändert. Neben den illegalen Drogen werden in wachsendem Ausmaß verschreibungspflichtige Medikamente, hauptsächlich Psychopharmaka, konsumiert. Dieser Wandel hat sich eher unbemerkt vollzogen; doch mittlerweile berichten die Medien zunehmend von Studenten, die zur Prüfungsvorbereitung Aufputschmittel oder Psychopharmaka einnehmen, oder von Menschen, die dem Druck am Arbeitsplatz mit Medikamenten begegnen. Aber auch um sich «einfach besser als nur gut» zu fühlen, die Stimmung und die allgemeine psychische und physische Leistungsfähigkeit zu steigern, greifen immer mehr Gesunde immer häufiger «zur Pille». Schillernde Überschriften wie «Eine Pille für die Eins» *(Die Zeit)* oder «Doping für die Freizeit» *(Süddeutsche Zeitung)* tun ein Übriges und wecken natürlich Begehrlichkeiten: Entstehen mir nicht Nachteile, wenn ich auf diese «kleinen Helfer» verzichte, alle anderen aber «gut gerüstet» für Schule, Beruf und das Leben sind?

Mittlerweile wird auch von Neurowissenschaftlern der Einsatz von leistungssteigernden Mitteln nicht nur bei Hirnleistungsschwäche, sondern auch bei Gesunden diskutiert. Begriffe wie «neuroenhancement» (to enhance = vermehren, steigern), «cognitive enhancement» oder «mind doping» haben längst Einzug in die seriöse Fachpresse gehalten. Die Vor- und Nachteile und sogar ethische und rechtliche Konsequenzen werden mittlerweile offen und intensiv diskutiert.

Vor Kurzem beschäftigte sich ein Artikel («Professor's little helper») der renommierten Zeitschrift *Nature* mit dem Gebrauch dieser Substanzen unter Wissenschaftlern weltweit.[68] Etwa 20 Prozent von ihnen gaben an, selbst schon einmal die Hilfe von legalen leistungssteigernden Medikamenten in Anspruch genommen zu haben. Zwar wird durch Neuroenhancer die menschliche Kreativität wohl kaum verbessert; es geht ausschließlich um Optimierung von Aufmerksamkeitsleistungen, Durchhaltevermögen und Effizienz.[69] Verblüffend war jedoch die Freizügigkeit und Offenheit, mit der über deren Einsatz berichtet und diskutiert wurde. Man fragt sich, ob der Konsum von Kokain ebenso bereitwillig zugegeben worden wäre.

Eine Gruppe von neurobiologisch orientierten Wissenschaftlern wies in einem Kommentar in *Nature*[70] darauf hin, dass die Gesellschaft auf den steigenden Bedarf nach solchen Mittel reagieren sollte. Der Artikel sprach speziell den Einsatz von Medikamenten bei Gesunden an; nicht die Behandlung von Krankheiten, sondern die Leistungssteigerung stehe im Vordergrund. Die Autoren stellen dar, dass die Einnahme von Psychostimulanzien gängige Praxis sei. An amerikanischen Universitäten würden bis zu 25 Prozent der Studenten zwar unregelmäßig, aber doch häufig entsprechende Medikamente einnehmen. Um allen Schülern und Studenten die gleichen Bedingungen zu garantieren, solle die Einnahme zur Leistungssteigerung legalisiert sowie vor Examina neben Computern auch Neuroenhancer frei zur Verfügung gestellt werden. Manche Berichte weisen darüber hinaus mit entwaffnender Ehrlichkeit darauf hin, dass diese Substanzen auch von amerikanischen Soldaten im Kampfeinsatz eingesetzt werden, sowohl zur Verbesserung der Stimmung als auch zur Überwindung von Erschöpfung und Müdigkeit.[71; 72]

Nicht nur in den USA, auch in Deutschland kommt die Diskussion zu diesem Thema langsam in Gang. In einigen Übersichtsartikeln wird das Für und Wider diskutiert, doch besteht bislang eine eher negative, abwartende Haltung.[69; 73; 74] Die Realität sieht in Deutschland allerdings anders aus. Nach einer repräsentativen Umfrage der Deutschen Angestellten Krankenkasse (DAK) für den Gesundheitsbericht 2009 gaben etwa 40 Prozent der befragten gesunden Arbeitnehmer zwischen 20 und 50 Jahren an, sie seien der Auffassung, dass Psychopharmaka gegen Depression oder altersassoziierte Gedächtnisstörungen auch die Leistungsfähigkeit Gesunder verbessern (www.dak.de). Etwa ein Prozent der Beschäftigten steigert häufig oder gelegentlich ihre Leistungsfähigkeit am Arbeitsplatz durch psychopharmakologische Medikamente. Jedem Fünften wurden bereits ohne das Vorliegen medizinisch zwingender Gründe solche Substanzen vom Arzt empfohlen, und 17 Prozent haben solche Medikamente auch schon einmal eingenommen. Laut eigenen

Angaben «dopen» 2,2 Prozent der Erwerbstätigen regelmäßig, nehmen also potente Wirkstoffe ohne medizinische Notwendigkeit ein. Zwanzig Prozent von ihnen gaben zudem an, der Nutzen stehe in einem günstigen Verhältnis zu den Nebenwirkungen, und viele würden die Substanzen selbst ohne grundlegende Erkrankung lediglich zur Leistungssteigerung nehmen. Angesichts dieser Zahlen wirkt es geradezu makaber, dass in vielen Betrieben immer noch großer Wert auf Präventionsprogramme gegen Alkohol- und Nikotinmissbrauch gelegt wird. Das Echo in der Presse war groß (z. B. *Der Spiegel:* «800 000 Deutsche dopen sich für den Job»).

Trotz dieser beeindruckenden Zahlen muss festgestellt werden, dass es kaum zuverlässige Daten gibt und die Dunkelziffer wohl noch erheblich höher liegt. Aufwändigere Untersuchungen werden überwiegend in den USA durchgeführt, doch auch dort schwanken die Zahlen erheblich. Geht man jedoch von den Verkaufszahlen der Antidepressiva aus, dann müsste jeder elfte Amerikaner eine Depression haben, und diese Erkrankungsziffer ist definitiv zu hoch.[73] Hinzu kommt noch, dass dieses Thema absolut «medientauglich» und immer für eine spektakuläre Schlagzeile gut ist. Damit besteht die Gefahr, dass das Problem überbewertet und hochgespielt wird. Doch nach Angaben der Landesapothekenkammer Baden-Württemberg ist dies auch in Deutschland nicht der Fall; denn die Anzahl der Verordnungen von leistungssteigernden Substanzen, darunter vor allem von Psychopharmaka, hat in den letzten Jahren erheblich zugenommen. Insgesamt ist auch ein geschlechtsspezifischer Trend zu erkennen, denn Männer greifen eher zu aufputschenden Mitteln und Frauen zu Substanzen, die die Stimmung stabilisieren.[67]

Beeinflussung der intellektuellen Leistung

Das Gehirn ist ein plastisches Organ, das sich morphologisch und funktionell an veränderte Umweltbedingungen anpasst. Im Gegensatz zur früher vertretenen Ansicht, dass die Gehirnentwicklung beim Erwachsenen abgeschlossen sei und keine neuen Nervenzellen mehr entstehen, wissen wir heute, dass auch im erwachsenen Gehirn, allerdings nur in einer sehr kleinen Region, neue Nervenzellen gebildet und in neue Schaltkreise gebaut werden können. Die Übertragungsstärke von einer Nervenzelle zur nächsten kann auf diese Weise den Erfordernissen angepasst und langfristig verändert werden. Dies bedeutet, dass kurze, aber häufig wiederholte Stimulationen der Impulse in den Synapsen zu einer längerfristigen Verstärkung der Übertragung führen. Dieser als funktionelle Plastizität bezeichnete Vorgang ist ein wichtiges neurobiologisches Korrelat von Lernen und Gedächtnis, mit dessen Hilfe sich das Gedächtnis trainieren lässt.[75] Ähnlich wie bei der Muskulatur verliert sich ohne Stimulation der Übertragung, also ohne ständige Reizung, die funktionelle Plastizität wieder; die Verstärkung bzw. das Gedächtnis nimmt ab, und das «Gelernte» erlischt.

Diese funktionelle Regulation des Gehirns und ihre zentrale Bedeutung für Lernen und Gedächtnis sind ein wichtiger Angriffspunkt der Neuroenhancer: Durch eine vermehrte, kontinuierliche Bereitstellung von Botenstoffen oder die Stimulierung der Rezeptoren kommt es zu einer Verstärkung des Signals und mithin zur Steigerung der intellektuellen Fähigkeiten, die je nach Substanz unterschiedlich sind. Nahezu alle Neuroenhancer wirken vor allem auf einen Botenstoff, das Dopamin. Dopamin reguliert die Vigilanz (Wachheit) und Aktivität, steuert Aggressivität und Erregung. Dopamin spielt auch eine wichtige Rolle in der Entwicklung von Sucht und Abhängigkeit; denn dieser Botenstoff gehört zum «Belohnungssystem». Das Hochgefühl beim Konsum von Drogen (z.B. bei Kokain oder Amphetaminen), das verstärkte Empfinden von Glück, Freude und

Zuversicht wird auf eine verstärkte Ausschüttung von Dopamin zurückgeführt.

Im Grunde lässt sich die Verstärkung auch mit den klassischen, legalen Genussgiften wie Kaffee, Tee oder Nikotin erreichen. Alle führen zu einem kurzfristig gesteigerten Angebot von stimulierenden Botenstoffen, etwa Dopamin, und auf diese Weise auch zur Verbesserung der kognitiven Leistungen, der Reaktionszeit und Aufmerksamkeit sowie der Vigilanz. Aber die Botenstoffe wirken auch in der Peripherie; Nebenwirkungen wie Schwitzen oder Herzrasen treten auf, werden aber in Kauf genommen. Bei chronischem Genuss von Tee kann es, anders als bei Kaffee, zu einer längerfristigen Leistungssteigerung kommen.[74] Nikotin zählt zu den traditionsreichsten Genussgiften. Aufmerksamkeit, Arbeitsleistung, Motivation und Stimmung steigen bei abhängigen Rauchern unter der Einwirkung von Nikotin rasch an. Nikotin dockt an seine Rezeptoren im Gehirn an; dadurch werden einige Regelkreise im Gehirn aktiviert, und es werden vermehrt Dopamin und Noradrenalin freigesetzt. Diese Phase einer Leistungssteigerung ist allerdings nur kurz, darauf folgen, bis zur nächsten Nikotindosis, Entzugssymptome mit leichter Erschöpfung.[76; 77]

Auch Substanzen, die zur Behandlung der Alzheimer-Demenz zugelassen sind, wie etwa Donepezil, können bei Gesunden zu Leistungssteigerungen führen. Donepezil wirkt stimulierend auf die synaptische Übertragung, indem es das abbauende Enzym für Acetylcholin, einen wichtigen Botenstoff für kognitive Funktionen, hemmt. Obwohl eine signifikante Verbesserung der Reaktionsfähigkeit nachgewiesen werden konnte, hat Donepezil als Neuroenhancer, nicht zuletzt aufgrund zahlreicher, für den gesunden Konsumenten unangenehmer Nebenwirkungen, nicht die Bedeutung wie andere Substanzen.[78]

Vor allem in den USA ist die Einnahme von Methylphenidat (hierzulande Ritalin[R]) zur Leistungssteigerung weit verbreitet. Diese Substanz gehört zur Gruppe der Amphetamine und ist zur

Behandlung des Aufmerksamkeits-Defizit-Syndroms («Zappelphilipp-Syndrom») von Kindern und Jugendlichen zugelassen. In Deutschland unterliegt dieses Medikament dem Betäubungsmittelgesetz, also einer speziellen Rezeptpflicht, was den Missbrauch mit Sicherheit einschränkt. Methylphenidat verstärkt die Übertragung von Botenstoffen (vor allem Dopamin und Noradrenalin) in verschiedenen Zentren des Gehirns und optimiert offensichtlich auch den Stoffwechsel im Gehirn.[79] Bei Gesunden wirkt die Substanz über einige Stunden stark stimulierend, eine Verbesserung der intellektuellen Fähigkeiten konnte allerdings nicht in allen Studien nachgewiesen werden.[80] Insgesamt scheint Methylphenidat eher die Hirnaktivität auf spezifische Aufgaben zu fokussieren, indem zusätzliche Aktivität in anderen Arealen des Gehirns unterdrückt wird.[78]

Modafinil ist eine Substanz, die als Neuroenhancer zunehmend auch von Gesunden angewendet und sicher häufig missbraucht wird – und damit wachsende Bedeutung erlangt. Einer der Gründe für die häufige Anwendung ist sicherlich, dass der Erwerb zwar rezeptpflichtig ist, aber nicht dem Betäubungsmittelgesetz unterliegt. Das Medikament wurde ursprünglich zugelassen zur Behandlung der Narkolepsie (Schlafanfälle) oder bei ausgeprägter Tagesmüdigkeit, wie sie häufig bei Schichtarbeitern mit ständig wechselnden Tagesrhythmen auftritt. Mit diesen beiden Indikationen wäre der Einsatz natürlich begrenzt und die Zahl der verkauften Packungen nicht allzu hoch. Doch Modafinil hat eine besondere Bedeutung als Neuroenhancer erlangt und darf in diesem Rahmen auch «off label» angewendet werden, wie zum Beispiel beim chronischen Erschöpfungssyndrom (chronic fatigue syndrome) oder als Zusatzmedikation bei Depressionen. Unter Off-Label-Anwendung versteht man die Verordnung eines zugelassenen Arzneimittels außerhalb der in der Zulassung genehmigten Indikationen (d.i. zulassungsüberschreitende Anwendung). Modafinil wird von Gesunden vor allem verwendet, um Erschöpfung und Müdigkeit zu vermindern und die Aufmerksamkeit länger aufrechtzuerhalten. In letzter Zeit machte die Substanz auch dadurch Schlagzeilen, dass einige Ausdauersportler positiv auf Modafinil getestet wurden. Mittlerweile ist Modafinil in die Liste der unerlaubten Dopingmittel im Sport aufgenommen worden.[78]

Der Wirkmechanismus ist noch nicht völlig geklärt, doch in neuen Studien konnten ausgedehnte Effekte auf das Dopaminsystem nachgewiesen werden. In einer kleinen Region des Gehirns (Nucleus accumbens), dem eine Bedeutung als «Belohnungssystem» zugeschrieben wird, erhöht Modafinil die Dopaminkonzentration durch Hemmung der Wiederaufnahme. Da dieser Gehirnregion eine große Bedeutung in der Suchtentwicklung zugeschrieben wird, nimmt auch der Verdacht deutlich zu, dass diese Substanz ein erhebliches Suchtpotenzial haben könnte.[81] Dies verstärkt die Vermutung, dass Modafinil so ungefährlich nicht ist.

Im Gegensatz zum Wirkmechanismus sind die Effekte von Modafinil auf die Wachheit und die intellektuellen Funktionen zumindest in einigen Studien nachgewiesen. Deutliche Leistungssteigerungen mit Verbesserung des Gedächtnisses und der Aufmerksamkeit ließen sich belegen. Nicht optimiert werden hingegen Rechenfähigkeit sowie logisches Denken oder Kreativität.[80]

Das Spektrum der Nebenwirkungen von Modafinil ist beeindruckend und reicht von Kopfschmerzen, nervöser Anspannung, Schlafstörungen, Übelkeit, Herzrasen, Reizbarkeit, Feindseligkeit bis zu zahlreichen Störungen der unterschiedlichen Organe. All dies sind Nebenwirkungen, die aufgrund der Stimulierung des Dopaminsystems auftreten und die auch unter Medikation mit stimulierenden Antidepressiva beobachtet werden. Aufgrund genau dieser Nebenwirkungen wird die Psychopharmaka-Behandlung von depressiven Patienten und deren Angehörigen häufig abgelehnt. Beim Konsum von Neuroenhancern hingegen werden diese Effekte oft toleriert oder ausgeblendet, denn subjektiv ist die Substanz gut verträglich. So wird Modafinil von vielen als ideale Substanz betrachtet, um all das zu erreichen, was man bisher nicht oder nur unter enormen Anstrengungen bewerkstelligen konnte.

Das Gehirn benötigt ausreichend Sauerstoff und Nährstoffe für seine Funktion; daher werden vor allem denjenigen Substanzen, welche die Versorgung des Gehirns verbessern, positive Effekte auf Konzentration und Gedächtnis nachgesagt. Manchen Auszügen aus Pflanzen, wie beispielsweise Ginseng, vor allem aber Extrakten von Samen und Blättern des Ginkgobaums *(Ginkgo biloba)* werden vornehmlich durchblutungsfördernde und neuroprotektive (das Nervensystem schützende) Wirkungen mit Verbesserung der Gedächtnisleistung zugesprochen.[82] Allerdings gibt es bis heute keinen endgültigen Wirksamkeitsnachweis.[78] Auch Vitaminen werden gelegentlich leistungssteigernde Effekte nachgesagt, allerdings sind rasche Erfolge kaum denkbar, und die Erwartung einer kurzzeitigen Leistungssteigerung, das gewünschte «boost», ist keinesfalls realistisch.

Beeinflussung der Stimmung und Kommunikationsfähigkeit

Antidepressiva werden nicht nur bei Kranken eingesetzt, sondern auch bei Gesunden, um kognitive Funktionen oder die Aufmerksamkeit zu erhöhen sowie Stimmung und psychisches Wohlbefinden zu verbessern. Auch die Optimierung der sozialen Kommunikationsfähigkeit wird von vielen, vor allem von Frauen, angestrebt.

Rasch nach der Einführung der selektiven Serotonin- und Noradrenalin-Wiederaufnahmehemmer kam die Vermutung auf, dass diese Medikamente mehr können, als nur die Symptome einer Depression zu vermindern. Berichtet wurde über mehr Selbstbewusstsein, weniger Schüchternheit und insgesamt eine verbesserte Stimmung, also eine Art «kosmetischer Psychopharmakologie».[83] Der selektive Serotonin-Wiederaufnahmehemmer Fluoxetin wurde vor allem in den USA (dort als Prozac[R] im Handel) rasch zur «Lifestyle»-Droge. Mittlerweile greifen nicht nur amerikanische Manager, Wissenschaftler und Studenten regelmäßig auf psychoaktive Substanzen zurück, um die Leistung zu steigern.[74] Auch im militärischen Bereich werden zunehmend Psychopharmaka angewendet. Nach einem Bericht des *Time Magazine* («Americas medicated Army») nehmen 12 Prozent der im Irak stationierten und 17 Prozent der in Afghanistan operierenden US-Soldaten sowohl Antidepressiva als auch Schlaftabletten.[84] Diese Medikation soll dem Einzelnen dabei helfen, sich von den Geschehnissen distanzieren zu können, und so die Soldaten an der Front halten.[85] Allerdings ist dieser weitverbreitete Einsatz nur wenig gerechtfertigt, denn die Effekte auf Stimmung und Leistung bei Gesunden sind eher schwach ausgeprägt und werden oft von Nebenwirkungen wie Aufgeregtheit oder Schlaflosigkeit überdeckt. Es ist erstaunlich, mit welch großer Gelassenheit auch sexuelle Funktionsstörungen hingenommen werden, die unter den selektiven Serotonin-Wiederaufnahmehemmern doch sehr verbreitet sind.[78; 86] Anscheinend werden solche Nebenwirkungen von Gesunden als Preis für die erwartete, allerdings eher fragliche geistige Fitness in Kauf genommen, obwohl sie doch genau der Grund sind, warum viele Kranke eine Behandlung mit diesen Pharmaka ablehnen.

Nutzen und Risiken

Natürlich, Medikamente sollen Kranke heilen, doch wo verläuft die Grenze zwischen sinnvoller Medikation und Arzneimittelmissbrauch durch Gesunde? Kaum ein Student wird ohne Kaffee oder Tee seine Prüfungsvorbereitungen überstehen wollen, viele Zigaretten werden geraucht, um die Müdigkeit zu reduzieren, und manches Glas Rotwein wird getrunken, um endlich abschalten zu können. Doch wo verläuft die Grenze, ab der aus den kleinen Tricks zur Leistungssteigerung «moralisch verwerfliches» Hirndoping wird? Sollte es nicht erlaubt sein, die Leistung des Gehirns chemisch anzukurbeln oder das Gemüt ein wenig aufzuhellen, wie es viele Menschen schon tun? Ist die schiere Künstlichkeit der Mittel (Chemie, Pillen) ein echtes Argument gegen deren Anwendung?

Viele dieser Fragen werden zunehmend auch in Deutschland diskutiert, um das «Für und Wider» des Einsatzes der Neuroenhancer abzuwägen. Neben einer möglichen Suchtgefährdung werden auch Fragen wie «Chancengleichheit und Fairness» diskutiert. Nicht alle Menschen werden sich diese Medikamente leisten können, und wer möchte verantworten, dass das eigene Kind «dümmer» bleibt als dessen Freunde?[74] Viele Depressive haben Bedenken, dass Psychopharmaka durch den intensiven Eingriff in den Stoffwechsel des Gehirns ihre Persönlichkeit verändern oder sie süchtig werden, und lehnen aus diesen Gründen die medikamentöse Behandlung ab. Und nun nehmen Gesunde diese Substanzen freiwillig ein und auch noch deren Nebenwirkungen in Kauf.

Zwar gibt es heute einige Befunde über eine Verkürzung der Reaktionszeit sowie eine tatsächliche Verbesserung kognitiver Fähigkeiten oder des Arbeitsgedächtnisses unter dem Einfluss von Neuroenhancern. Es gibt aber so gut wie keine Befunde über die Einflüsse dieser Substanzen bei langer, kontinuierlicher Anwendung.[73] Nach wie vor stellt sich die Frage, ob der Einsatz von Neuroenhancern einen anhaltenden Gewinn bedeutet oder ein zerebrales Strohfeuer entfacht, an dessen Ende Erschöpfung, Angst, vegetative Störungen und Depression stehen.[74] Jeder, der dauernd «unter Strom» steht, kennt das Gefühl, irgendwann ausgebrannt zu sein. Das darauffolgende «Burnout-Syndrom» wird dann in der Psychiatrie behandelt. Ganz abgesehen davon ist das Problem der Suchtentwicklung keinesfalls geklärt.

In einem Artikel mit dem Titel «Das optimierte Gehirn» haben sieben Wissenschaftler aus unterschiedlichen Disziplinen nun auch in Deutschland eine öffentliche Erklärung zu dieser

Problematik abgegeben. Sie befassen sich darin ausschließlich mit pharmazeutischen Neuroenhancement-Präparaten, also mit Medikamenten, die bereits für spezielle Indikationen zugelassen sind, und nicht mit illegalen Drogen. Unter dem Hinweis auf die gesellschaftliche Grundüberzeugung, dass «das Recht eines jeden entscheidungsfähigen Menschen, über sein persönliches Wohlergehen, seinen Körper und seine Psyche selbst zu bestimmen», durch das Grundgesetz vorgegeben ist, vertreten sie die Ansicht, dass «es keine überzeugenden grundsätzlichen Einwände gegen eine pharmazeutische Verbesserung des Gehirns oder der Psyche gibt».[87] Die Autoren plädieren für einen offenen und liberalen, allerdings auch einen kritischen Umgang mit den Möglichkeiten, den eigenen Geist zu beeinflussen. Allerdings weisen sie auch darauf hin, dass es durchaus eine Rolle spiele, ob mit einem medikamentösen Eingriff ein gestörtes System korrigiert wird, wie dies im Rahmen einer Behandlung der Fall ist, oder ob ein gesundes System optimiert werden soll. Im letzteren Fall seien besondere Umsicht und ein Abwägen der Risiken erforderlich. Und Anlass zur Sorge sei, dass es noch zu wenige Forschungsergebnisse über die Steigerung der Leistungsfähigkeit und keine zur langfristigen Sicherheit gibt. Die Forscher schlagen vor, streng kontrollierte Studien sollten sich dieser Probleme annehmen und die psychischen und physischen Folgen untersuchen. Vor allem weisen sie darauf hin, dass eine systematische Erforschung des pharmazeutischen Enhancement voraussetzt, «dass es zunächst aus der gesellschaftlichen Schmuddelecke herausgeholt wird, in der es sich mit anderen Enhancement-Praktiken befindet, etwa dem fraglos betrügerischen Doping im Leistungssport».[87]

Ob es sich bei der Optimierung im Sport um ein betrügerisches Vorgehen handelt, bei der Optimierung des Gehirns hingegen nicht, soll dahingestellt bleiben. Physisches Doping ist illegal und betrügerisch. Abgesehen von den zahlreichen Nebenwirkungen mit schweren Organschäden und häufig auch Todesfällen, verschafft Doping im Sport dem Konsumenten entscheidende Vorteile gegenüber der Konkurrenz. Wer über den Zugang zu den neuesten Substanzen und ausreichende finanzielle Mittel verfügt, kann davon ausgehen, unentdeckt zu bleiben. Auch beim Neuroenhancement besteht die Vermutung, dass davon vor allem eine Minderheit profitieren wird. Für sie würde ein breiterer Einsatz von Neuroenhancement-Präparaten in Schule, Beruf und Freizeit den gewünschten Zuwachs an Erfolg bedeuten, für die anderen hingegen hätte es vermehrte Leistungsanforderungen zur Folge, denen sie ohne «booster» nicht entsprechen können. Die in aller Munde geführte Forderung nach Chancengleichheit lässt sich auf diese Weise jedenfalls kaum realisieren.

Die mit Neuroenhancement verbundenen Fähigkeiten stehen für ein Ideal von Effizienz und Kontrolle, verbunden mit einer jederzeit guten «Performance». Viele Autoren weisen deshalb zu Recht auf die ethische Komponente des Problems hin. Es bestehe die Gefahr, dass «der Mensch zur leistungsorientierten Maschine degradiert wird», was eine gesteigerte Aufmerksamkeit, erhöhte Arbeitsleistung und eventuell sogar eine bessere «sexual performance» beinhalten mag.[74]

Trotz all dieser Vorbehalte ist kaum auszuschließen, dass in naher Zukunft Untersuchungen zu den Fähigkeiten, aber auch zu den Sicherheiten und Risiken dieser Substanzen durchgeführt werden. Die Marktchancen sind enorm, denn nicht nur die Zahl immer älterer, dementer Patienten nimmt zu, sondern auch die der Menschen, die den Anforderungen des Berufes gewachsen sein wollen. Antidementiva, Antidepressiva, Methylphenidat und Modafinil sind bereits für anders definierte Indikationsgebiete zugelassen, müssen also die langwierigen Prozesse der Arzneimittelbehörden nicht fürchten. Welche sozialen und medizinischen Folgen sich aus einer breiteren Anwendung ergeben werden, ist zurzeit noch nicht abzuschätzen. Immerhin bleibt zu hoffen, dass dadurch auch die Kenntnisse über Psychopharmaka steigen und die Zeit, in der man sie nur als «chemische Keule» verunglimpfte, bald endgültig der Vergangenheit angehören wird.

Literatur

1 Schwabe U, Paffrath D, eds. Arzneiverordnungs-Report 2009. Berlin, Heidelberg: Springer; 2009.

2 Weber MM. Die moderne Psychopharmakologie aus wissenschaftlicher Sicht. In: Holsboer F, Gründer G, Benkert O, eds. Handbuch der Psychopharmakatherapie. Berlin, Heidelberg: Springer; 2008: 13–25.

3 Abel-Wanek U. Erstes Tollhaus am Platz. Pharmazeutische Zeitung online; 2009.

4 Tolle R. [Wilhelm Griesingers «Magna Charta» of psychiatry. Its reception and impact on modern psychiatry]. Fortschr. Neurol. Psychiatr. 2002; 70: 613–619.

5 Kehrer F. Opiumkuren mit Neurophyllin. Klinische Wochenschrift 1926; 5: 2286–2287.

6 Crammer JL. Insulin coma therapy for schizophrenia. J.R. Soc. Med. 2000; 93: 332–333.

7 Shorter E. Geschichte der Psychiatrie. Reinbek: Rowohlt; 2003.

8 Baghai TC, Frey R, Kasper S, Möller HJ. Elektrokonvulsionstherapie: wissenschaftliche und klinische Aspekte. Wien, New York: Springer; 2004.

9 Eckert A, Müller W. Neuronale Wirkprinzipien der Psychopharmaka. In: Holsboer F, Gründer G, Benkert O, eds. Handbuch der Psychopharmakatherapie. Berlin, Heidelberg: Springer; 2008: 29–41.

10 Bondy B. [Medicine and neurobiology: the clinical of picture depression]. Pharm. Unserer Zeit 2004; 33: 276–281.

11 Angst J. Depression and anxiety: implications for nosology, course, and treatment. J Clin. Psychiatry 1997; 58 Suppl 8: 3–5.

12 Benkert O, Hippius H. Kompendium der Psychiatrischen Pharmakologie. Berlin, Heidelberg: Springer; 2003.

13 Hegerl U, Hautzinger M, Mergl R et al. Effects of pharmacotherapy and psychotherapy in depressed primary-care patients: a randomized, controlled trial including a patients' choice arm. Int. J. Neuropsychopharmacol. 2009; 1–14.
14 Kirsch I, Deacon BJ, Huedo-Medina TB et al. Initial severity and antidepressant benefits: a meta-analysis of data submitted to the Food and Drug Administration. PLoS Med. 2008; 5: e45.
15 Wichmann M. Antidepressiva-Studie: Stellungnahme der DGPPN. www.psychoneuro.wordpress.com. 28.2.2008.
16 Broich K. Committee for Medicinal Products for Human Use (CHMP) assessment on efficacy of antidepressants. Eur. Neuropsychopharmacol. 2009; 19: 305–308.
17 Machado M, Iskedjian M, Ruiz I, Einarson TR. Remission, dropouts, and adverse drug reaction rates in major depressive disorder: a meta-analysis of head-to-head trials. Curr. Med. Res. Opin. 2006; 22: 1825–1837.
18 Nemeroff CB, Entsuah R, Benattia I et al. Comprehensive analysis of remission (COMPARE) with venlafaxine versus SSRIs. Biol. Psychiatry 2008; 63: 424–434.
19 Hegerl U, Mergl R. The clinical significance of antidepressant treatment effects cannot be derived from placebo-verum response differences. J. Psychopharmacol. 2009.
20 Moller HJ. Isn't the efficacy of antidepressants clinically relevant? A critical comment on the results of the metaanalysis by Kirsch et al. 2008. Eur. Arch. Psychiatry Clin. Neurosci. 2008; 258: 451–455.
21 Arzneimittelkommission der deutschen Ärzteschaft. Stellenwert von Antidepressiva in der Depressionsbehandlung. Psychopharmakotherapie 2008; 15: 160–161.
22 Volz HP. Besteht ein klinischer Nutzen bei einer antidepressiven Therapie? Psychopharmakotherapie 2008; 15: 157–158.
23 Weinmann S. Metaanalysen zur Psychopharmakatherapie: Garbage in – Garbage out? Psychiatrische Praxis 2009; 36: 255–257.
24 Maier W, Moller HJ. Meta-analyses: a method to maximise the evidence from clinical studies? Eur. Arch. Psychiatry Clin. Neurosci. 2010; 260: 17–23.
25 Hegerl U. Antidepressiva und Suizidalität. Nervenarzt 2007; 78: 7–14.
26 Freisleder FJ. Suizidalität bei Kindern und Jugendlichen. Bayerisches Ärzteblatt 2004; 5: 256–258.

27 Felber W. Suizidalität und Suizidprävention. Medizinische Therapie 2007/2008. Berlin, Heidelberg: Springer; 2007: 1549–1553.
28 Bronisch T. Suizidalität. In: Möller HJ, Laux G, Kapfhammer HP, eds. Psychiatrie und Psychotherapie. Berlin: Springer; 2008: 1281–1306.
29 Varnik A, Kolves K, Allik J et al. Gender issues in suicide rates, trends and methods among youths aged 15–24 in 15 European countries. J. Affect. Disord. 2009; 113: 216–226.
30 Finley PR. Antidepressants, suicide, and the FDA: a loose association. Ann. Pharmacother. 2004; 38: 1739–1742.
31 Moller HJ, Baldwin DS, Goodwin G et al. Do SSRIs or antidepressants in general increase suicidality? WPA Section on Pharmacopsychiatry: consensus statement. Eur. Arch. Psychiatry Clin. Neurosci. 2008; 258 Suppl 3: 3–23.
32 http://www.ema.europa.eu/pdfs/human/press/pr/19257004en.pdf
33 Ipser JC, Stein DJ, Hawkridge S, Hoppe L. Pharmacotherapy for anxiety disorders in children and adolescents. Cochrane. Database. Syst. Rev. 2009.
34 Bhatia SK, Bhatia SC. Childhood and adolescent depression. Am. Fam. Physician 2007; 75: 73–80.
35 Dervic K, Brent DA, Oquendo MA. Completed suicide in childhood. Psychiatr. Clin. North Am. 2008; 31: 271–291.
36 Bridge JA, Goldstein TR, Brent DA. Adolescent suicide and suicidal behavior. J. Child Psychol. Psychiatry 2006; 47: 372–394.
37 Gibbons RD, Brown CH, Hur K et al. Early evidence on the effects of regulators' suicidality warnings on SSRI prescriptions and suicide in children and adolescents. Am. J. Psychiatry 2007; 164: 1356–1363.
38 Gibbons RD, Brown CH, Hur K et al. Relationship between antidepressants and suicide attempts: an analysis of the Veterans Health Administration data sets. Am. J. Psychiatry 2007; 164: 1044–1049.
39 Vitiello B, Swedo S. Antidepressant medications in children. N. Engl. J. Med. 2004; 350: 1489–1491.
40 Hammad TA, Laughren T, Racoosin J. Suicidality in pediatric patients treated with antidepressant drugs. Arch. Gen. Psychiatry 2006; 63: 332–339.
41 Stone M, Laughren T, Jones ML et al. Risk of suicidality in clinical trials of antidepressants in adults: analysis of proprietary data submitted to US Food and Drug Administration. BMJ 2009; 339: b2880.

42 Lönnqvist J. Psychiatric aspects of suicidal behaviour: depression. In: Hawton K, van Heeringen K, eds. The international handbook of suicide and attempted suicide. Chichester: Wiley; 2000: 107–120.

43 March JS, Vitiello B. Clinical messages from the Treatment for Adolescents With Depression Study (TADS). Am. J. Psychiatry 2009; 166: 1118–1123.

44 Vitiello B, Silva SG, Rohde P et al. Suicidal events in the Treatment for Adolescents With Depression Study (TADS). J. Clin. Psychiatry 2009; 70: 741–747.

45 Brent DA. Medicalize depression, not sadness. J. Am. Acad. Child Adolesc. Psychiatry 2009; 48: 681–682.

46 Bondy B. [Clinical and neurological aspects of schizophrenia. The disease structure of schizophrenia]. Pharm. Unserer Zeit 2002; 31: 530–536.

47 Gründer G. Antipsychotika. In: Holsboer F, Gründer G, Benkert O, eds. Textbook of Pain. New York: Churchill Livingston; 2008.

48 Leucht S, Corves C, Arbter D et al. Second-generation versus first-generation antipsychotic drugs for schizophrenia: a meta-analysis. Lancet 2009; 373: 31–41.

49 Allison DB, Fontaine KR, Heo M et al. The distribution of body mass index among individuals with and without schizophrenia. J. Clin. Psychiatry 1999; 60: 215–220.

50 Allison DB, Casey DE. Antipsychotic-induced weight gain: a review of the literature. J. Clin. Psychiatry 2001; 62 Suppl 7: 22–31.

51 Tschoner A, Engl J, Laimer M et al. Metabolic side effects of antipsychotic medication. Int. J. Clin. Pract. 2007; 61: 1356–1370.

52 McElroy SL, Kotwal R, Malhotra S et al. Are mood disorders and obesity related? A review for the mental health professional. J. Clin. Psychiatry 2004; 65: 634.

53 Himmerich H, Schuld A, Pollmächer T. Gewichtszunahme unter Psychopharmakatherapie. (Deutsches Ärzteblatt) www.aerzteblatt.de 2005; 102: A-2172.

54 Muller DJ, Kennedy JL. Genetics of antipsychotic treatment emergent weight gain in schizophrenia. Pharmacogenomics 2006; 7: 863–887.

55 Zimmermann U, Kraus T, Himmerich H, Schuld A, Pollmacher T. Epidemiology, implications and mechanisms underlying drug-induced weight gain in psychiatric patients. J. Psychiatr. Res. 2003; 37: 193–220.

56 Gans RO. The metabolic syndrome, depression, and cardiovascular disease: interrelated conditions that share pathophysiologic mechanisms. Med. Clin. North Am. 2006; 90: 573–591.
57 Willett WC, Dietz WH, Colditz GA. Guidelines for healthy weight. N. Engl. J. Med. 1999; 341: 427–434.
58 Lowe B, Hochlehnert A, Nikendei C. [Metabolic syndrome and depression]. Ther. Umsch. 2006; 63: 521–527.
59 Seksel K. Behavior-modifying drugs. In: Maddison J, Page S, Church D, eds. Small Animal Clinical Pharmacology. London: WB Saunders; 2002: 489–514.
60 Estler CJ, Schmidt H. Pharmakologie und Toxikologie. Stuttgart: Schattauer; 2007.
61 Ashton G, Young H. GABA-ergic drugs: exit stage left, enter stage right. J. Psychopharmacol. 2003; 17: 174–178.
62 Dingermann T. [Statement of the Commission for «Quality and Transparency of Phytopharmaca» by order of the «Komitee Forschung Naturmedizin e.V. (KFN)»]. Forsch. Komplementmed. 2007; 14: 180–181.
63 Weber CC, Kressmann S, Fricker G, Muller WE. Modulation of P-glycoprotein function by St John's wort extract and its major constituents. Pharmacopsychiat 2004; 37: 292–298.
64 Eckert GP, Keller JH, Jourdan C et al. Hyperforin modifies neuronal membrane properties in vivo. Neurosci. Lett. 2004; 367: 139–143.
65 Muller WE, Holoubek G. [The pharmacology of St. John's wort extract. Plausibility for therapeutic application as an antidepressive?]. Pharm. Unserer Zeit 2003; 32: 220–226.
66 Kasper S, Gastpar M, Muller WE et al. Efficacy of St. John's wort extract WS 5570 in acute treatment of mild depression: a reanalysis of data from controlled clinical trials. Eur. Arch. Psychiatry Clin. Neurosci. 2008; 258: 59–63.
67 Bruhn C. [Neuroenhancement: doping for the brain]. Dtsch. Med. Wochenschr. 2009; 134: 35.
68 Sahakian B, Morein-Zamir S. Professor's little helper. Nature 2007; 450: 1157–1159.
69 Soyka M. [Neuro-enhancement from an addiction specialist's viewpoint]. Nervenarzt 2009; 80: 837–839.
70 Greely H, Sahakian B, Harris J et al. Towards responsible use of cognitive-enhancing drugs by the healthy. Nature 2008; 456: 702–705.
71 Lanni C, Lenzken SC, Pascale A et al. Cognitions enhancers between treating and doping the mind. Pharmacol. Res. 2008; 57: 196–230.

72 Greely H, Sahakian B, Harris J et al. Towards responsible use of cognitive-enhancing drugs by the healthy. Nature 2008; 456: 702–705.
73 Normann C, Berger M. Neuroenhancement: status quo and perspectives. Eur. Arch. Psychiatry Clin. Neurosci. 2008; 258 Suppl 5: 110–114.
74 Forstl H. [Neuro-enhancement. Brain doping]. Nervenarzt 2009; 80: 840–846.
75 Bliss TV, Collingridge GL. A synaptic model of memory: long-term potentiation in the hippocampus. Nature 1993; 361: 31–39.
76 Lecacheux M, Karila L, Aubin HJ et al. [Cognitive modifications associated with tobacco smoking]. Presse Med. 2009; 38: 1241–1252.
77 Weinberger AH, Sofuoglu M. The impact of cigarette smoking on stimulant addiction. Am. J. Drug Alcohol Abuse 2009; 35: 12–17.
78 Normann C, Boldt J, Maio G, Berger M. [Options, limits and ethics of pharmacological neuroenhancement.]. Nervenarzt 2010; 81: 66–74.
79 Volkow ND, Fowler JS, Wang GJ et al. Methylphenidate decreased the amount of glucose needed by the brain to perform a cognitive task. PLoS One. 2008; 3: e2017.
80 Turner DC, Robbins TW, Clark L et al. Cognitive enhancing effects of modafinil in healthy volunteers. Psychopharmacology (Berl) 2003; 165: 260–269.
81 Volkow ND, Fowler JS, Logan J et al. Effects of modafinil on dopamine and dopamine transporters in the male human brain: clinical implications. JAMA 2009; 301: 1148–1154.
82 Winckler T. [Final IQWiG to Ginkgo biloba]. Pharm. Unserer Zeit 2009; 38: 454–461.
83 Kramer, PD. Listening to Prozac. New York: Penguin Books; 1993.
84 Russo M. Recommendations for the ethical use of pharmacologic fatigue countermeasures in the US military. Aviat. Space Environ. Med. 2007; 78: 119–127.
85 Thompson M. America's Medicated Army. TIME Europe 2009.
86 Mowla A, Mosavinasab M, Hagshenas H, Haghighi A. Does serotonin augmentation have any effect on cognition and acitivities of daily living in Alzheimer's dementia? A double-blind, placebo-controlled clinical trial. J. Clin. Psychopharmacol. 2007; 27: 484–487.
87 Galert T, Bublitz C, Heuser I et al. Das optimierte Gehirn. Gehirn & Geist 2009; 11: 40–48.

Aus dem Verlagsprogramm

Psychologie und Medizin bei C.H.Beck

Brigitta Bondy
Wenn die Depression das Herz bricht
Seelische Störungen und Herz-Kreislauf-Erkrankungen
2008. 128 Seiten. Paperback
(Beck'sche Reihe Band 1854)

Brigitta Bondy
Was ist Schizophrenie?
Ursachen, Verlauf, Behandlung
4. Auflage. 2008. 113 Seiten. Paperback
(Beck'sche Reihe Band 1077)

Heinz Häfner
Das Rätsel Schizophrenie
Eine Krankheit wird entschlüsselt
3., vollständig überarbeitete Auflage. 2005
440 Seiten mit 54 Abbildungen und 49 Tabellen. Broschiert

Ulrich Hegerl/David Althaus/Holger Reiners
Das Rätsel Depression
Eine Krankheit wird entschlüsselt
2. Auflage. 2006. 254 Seiten mit 28 Abbildungen
und 8 Tabellen. Broschiert

Florian Holsboer
Biologie für die Seele
Mein Weg zur personalisierten Medizin
2., durchgesehene Auflage. 2009
304 Seiten mit 18 Abbildungen. Gebunden

Lewis Wolpert
Anatomie der Schwermut
Über die Krankheit Depression
Aus dem Englischen von Sylvia Höfer
2008. 304 Seiten. Gebunden

Verlag C.H.Beck

Psychologie und Medizin in C.H.Beck Wissen

Otto Benkert/Martina Lenzen-Schulte
Zwangskrankheiten
Ursachen, Symptome, Therapien
2., aktualisierte Auflage. 2004. 125 Seiten mit 3 Abbildungen und 3 Tabellen. Paperback
(C. H. Beck Wissen in der Beck'schen Reihe Band 2066)

Thomas Bronisch
Der Suizid
Ursachen – Warnsignale – Prävention
5., überarbeitete Auflage. 2007. 136 Seiten. Paperback
(C. H. Beck Wissen in der Beck'schen Reihe Band 2006)

Ulrich Cuntz/Andreas Hillert
Essstörungen
Ursachen, Symptome, Therapien
4., überarbeitete Auflage. 2008. 144 Seiten mit 3 Abbildungen und 1 Tabelle. Paperback
(C. H. Beck Wissen in der Beck'schen Reihe Band 2087)

Klaus-Henning Gypser
Homöopathie
Grundlagen und Praxis
1998. 102 Seiten. Paperback
(C. H. Beck Wissen in der Beck'schen Reihe Band 2093)

Ingeborg Hedderich
Burnout
Ursachen, Formen, Auswege
2009. 111 Seiten mit 9 Tabellen. Paperback
(C. H. Beck Wissen in der Beck'schen Reihe Band 2465)

Matthias Keidel
Migräne
Ursachen – Formen – Therapie
2007. 128 Seiten mit 3 Abbildungen und 31 Tabellen. Paperback
(C. H. Beck Wissen in der Beck'schen Reihe Band 2408)

Verlag C.H.Beck

Pschologie und Medizin in C.H.Beck Wissen

Thomas Köhler
Rauschdrogen
Geschichte, Substanzen, Wirkung
2008. 128 Seiten mit 4 Tabellen. Paperback
(C. H. Beck Wissen in der Beck'schen Reihe Band 2445)

Wolfgang Mertens
Psychoanalyse
Geschichte und Methoden
4., aktualisierte Auflage. 2008. 128 Seiten. Paperback
(C. H. Beck Wissen in der Beck'schen Reihe Band 2061)

Joachim Röschke/Klaus Mann
Schlaf und Schlafstörungen
1998. 111 Seiten. Paperback
(C. H. Beck Wissen in der Beck'schen Reihe Band 2089)

Friedrich Strian
Das Herz
Wie Herz, Gehirn und Psyche zusammenwirken
1998. 128 Seiten mit 32 Abbildungen,
davon 11 in Farbe. Paperback
(C. H. Beck Wissen in der Beck'schen Reihe Band 2098)

Friedrich Strian
Angst und Angstkrankheiten
5. Auflage. 2003. 134 Seiten mit 18 Abbildungen
und 8 Tabellen. Paperback
(C. H. Beck Wissen in der Beck'schen Reihe Band 2007)

Wirsching
Psychosomatische Medizin
Konzepte – Krankheitsbilder – Therapien
2. Auflage. 2003. 118 Seiten. Paperback
(C. H. Beck Wissen in der Beck'schen Reihe Band 2027)

Verlag C.H.Beck